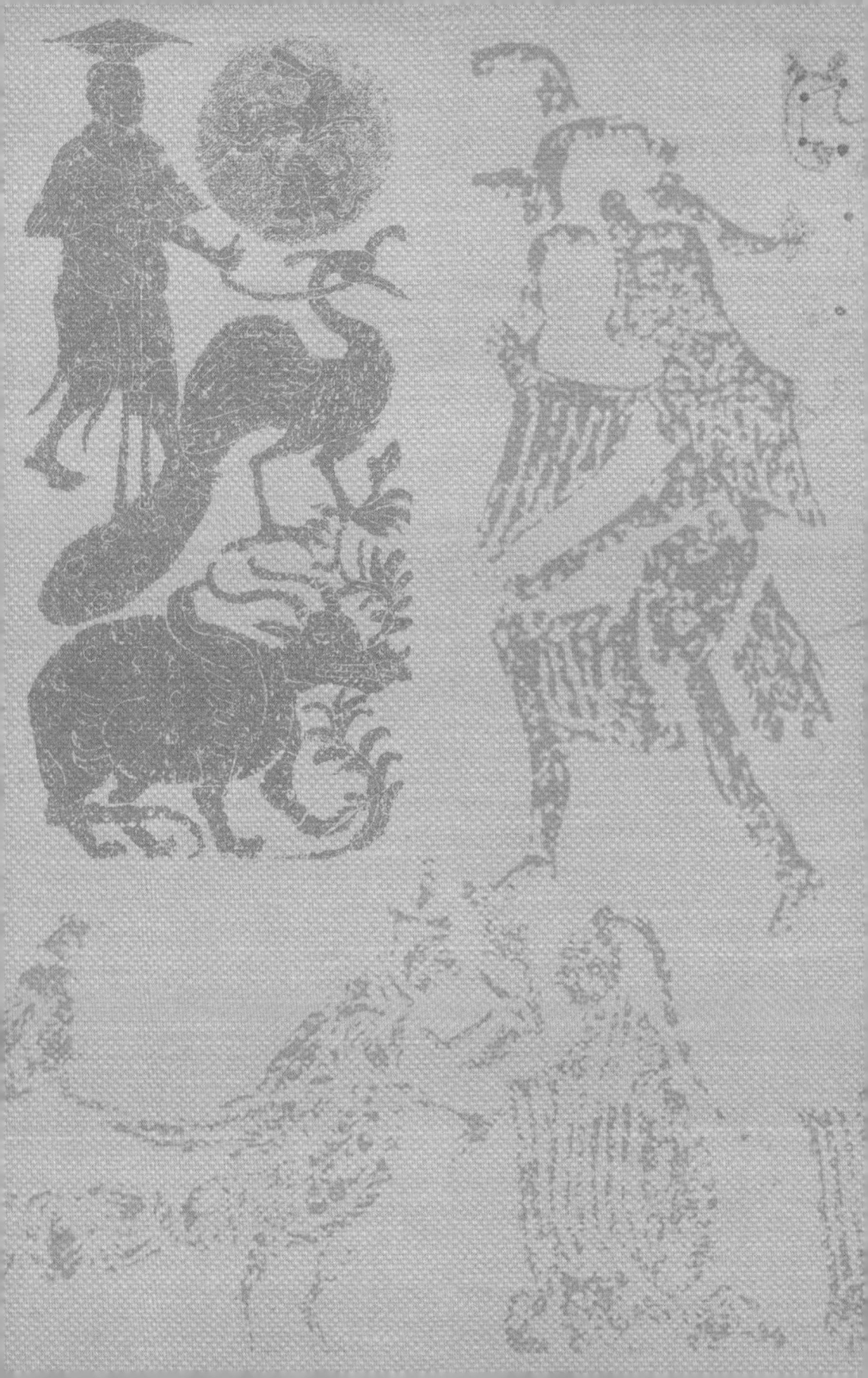

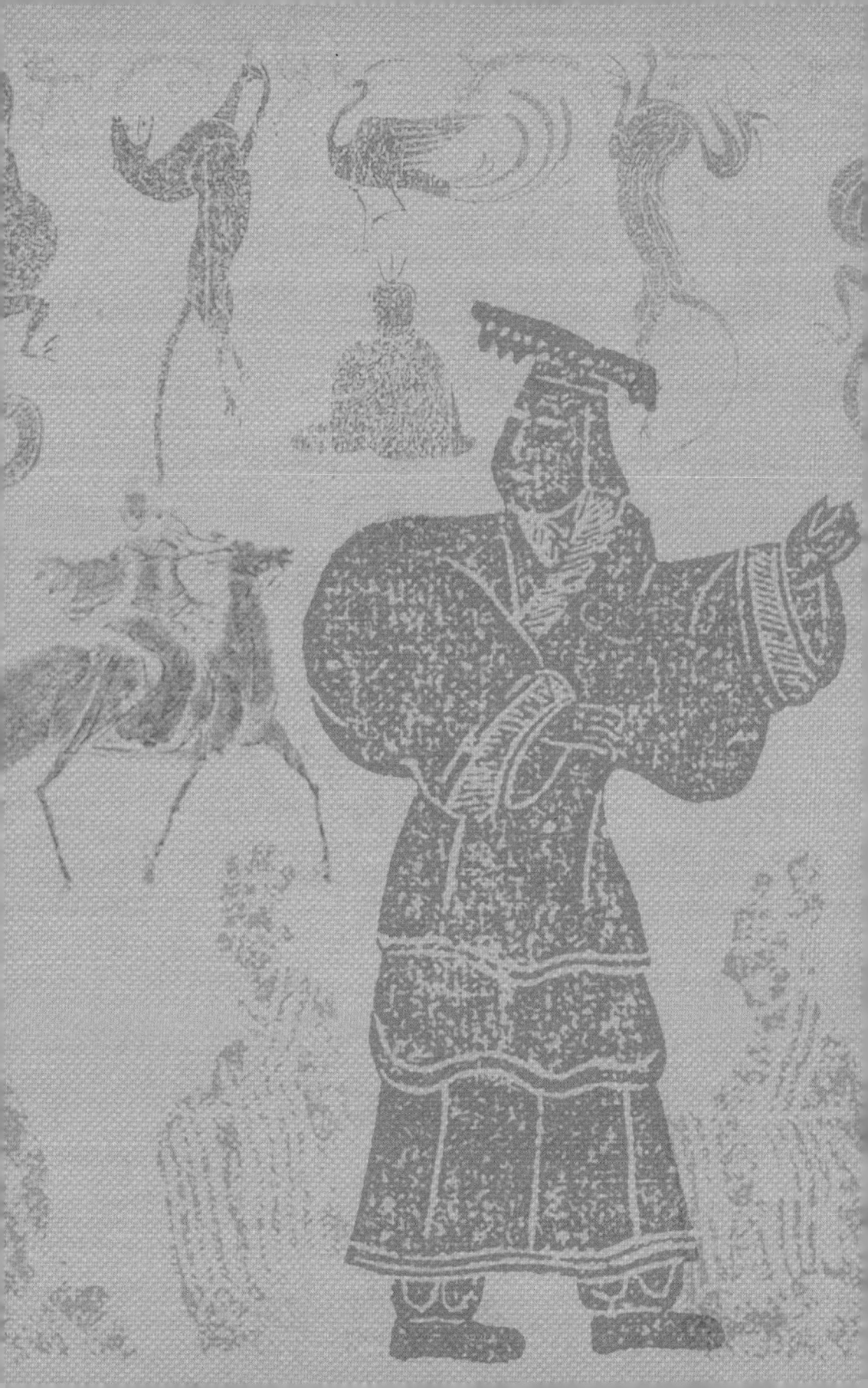

中国古医籍整理丛书

黄氏女科

明·黄彦荣　著

吴　童　温健芳　校注

中国中医药出版社
·北京·

图书在版编目（CIP）数据

黄氏女科/（明）黄彦荣著；吴童，温健芳校注 . —北京：中国中医药出版社，2017. 12（2024.8重印）

（中国古医籍整理丛书）

ISBN 978 - 7 - 5132 - 4585 - 2

Ⅰ. ①黄…　Ⅱ. ①黄… ②吴… ③温…　Ⅲ. ①中医妇科学 - 中国 - 明代　Ⅳ. ①R271. 1

中国版本图书馆 CIP 数据核字（2017）第 281446 号

中国中医药出版社出版

北京经济技术开发区科创十三街 31 号院二区 8 号楼
邮政编码　100176
传真　010 - 64405721
北京盛通印刷股份有限公司印刷
各地新华书店经销

开本 710×1000　1/16　印张 9.5　字数 46 千字
2017 年 12 月第 1 版　2024 年 8 月第 2 次印刷
书　号　ISBN 978 - 7 - 5132 - 4585 - 2

定价　49.00 元
网址　www. cptcm. com

服 务 热 线　010 - 64405510
购 书 热 线　010 - 89535836
维 权 打 假　010 - 64405753

微信服务号　zgzyycbs
微商城网址　https://kdt. im/LIdUGr
官 方 微 博　http://e. weibo. com/cptcm
天猫旗舰店网址　https://zgzyycbs. tmall. com

如有印装质量问题请与本社出版部联系（010 - 64405510）

国家中医药管理局
中医药古籍保护与利用能力建设项目
组织工作委员会

主 任 委 员 王国强

副 主 任 委 员 王志勇　李大宁

执 行 主 任 委 员 曹洪欣　苏钢强　王国辰　欧阳兵

执行副主任委员 李　昱　武　东　李秀明　张成博

委　　　　员

各省市项目组分管领导和主要专家

（山东省）武继彪　欧阳兵　张成博　贾青顺

（江苏省）吴勉华　周仲瑛　段金廒　胡　烈

（上海市）张怀琼　季　光　严世芸　段逸山

（福建省）阮诗玮　陈立典　李灿东　纪立金

（浙江省）徐伟伟　范永升　柴可群　盛增秀

（陕西省）黄立勋　呼　燕　魏少阳　苏荣彪

（河南省）夏祖昌　刘文第　韩新峰　许敬生

（辽宁省）杨关林　康廷国　石　岩　李德新

（四川省）杨殿兴　梁繁荣　余曙光　张　毅

各项目组负责人

王振国（山东省）　王旭东（江苏省）　张如青（上海市）

李灿东（福建省）　陈勇毅（浙江省）　焦振廉（陕西省）

蔡永敏（河南省）　鞠宝兆（辽宁省）　和中浚（四川省）

前 言

中医药古籍是传承中华优秀文化的重要载体，也是中医学传承数千年的知识宝库，凝聚着中华民族特有的精神价值、思维方法、生命理论和医疗经验，不仅对于传承中医学术具有重要的历史价值，更是现代中医药科技创新和学术进步的源头和根基。保护和利用好中医药古籍，是弘扬中国优秀传统文化、传承中医学术的必由之路，事关中医药事业发展全局。

1949 年以来，在政府的大力支持和推动下，开展了系统的中医药古籍整理研究。1958 年，国务院科学规划委员会古籍整理出版规划小组在北京成立，负责指导全国的古籍整理出版工作。1982 年，国务院古籍整理出版规划小组召开全国古籍整理出版规划会议，制定了《古籍整理出版规划（1982—1990）》，卫生部先后下达了两批 200 余种中医古籍整理任务，掀起了中医古籍整理研究的新高潮，对中医文化与学术的弘扬、传承和发展，发挥了极其重要的作用，产生了不可估量的深远影响。

2007 年《国务院办公厅关于进一步加强古籍保护工作的意见》明确提出进一步加强古籍整理、出版和研究利用，以及

"保护为主、抢救第一、合理利用、加强管理"的方针。2009年《国务院关于扶持和促进中医药事业发展的若干意见》指出，要"开展中医药古籍普查登记，建立综合信息数据库和珍贵古籍名录，加强整理、出版、研究和利用"。《中医药创新发展规划纲要（2006—2020）》强调继承与创新并重，推动中医药传承与创新发展。

2003~2010年，国家财政多次立项支持中国中医科学院开展针对性中医药古籍抢救保护工作，在中国中医科学院图书馆设立全国唯一的行业古籍保护中心，影印抢救濒危珍本、孤本中医古籍1640余种；整理发布《中国中医古籍总目》；遴选351种孤本收入《中医古籍孤本大全》影印出版；开展了海外中医古籍目录调研和孤本回归工作，收集了11个国家和2个地区137个图书馆的240余种书目，基本摸清流失海外的中医古籍现状，确定国内失传的中医药古籍共有220种，复制出版海外所藏中医药古籍133种。2010年，国家财政部、国家中医药管理局设立"中医药古籍保护与利用能力建设项目"，资助整理400余种中医药古籍，并着眼于加强中医药古籍保护和研究机构建设，培养中医古籍整理研究的后备人才，全面提高中医药古籍保护与利用能力。

在此，国家中医药管理局成立了中医药古籍保护和利用专家组和项目办公室，专家组负责项目指导、咨询、质量把关，项目办公室负责实施过程的统筹协调。专家组成员对古籍整理研究具有丰富的经验，有的专家从事古籍整理研究长达70余年，深知中医药古籍整理研究的重要性、艰巨性与复杂性，履行职责认真务实。专家组从书目确定、版本选择、点校、注释等各方面，为项目实施提供了强有力的专业指导。老一辈专家的学术水平和智慧，是项目成功的重要保证。项目承担单位山东中医药大学、南京中医药大学、上海中医药大学、福建中医药大学、浙江省中医药研究院、陕西省中医药研究院、河南省中医药研究院、辽宁中医药大学、成都中医药大学及所在省市中医药管理部门精心组织，充分发挥区域间互补协作的优势，并得到承担项目出版工作的中国中医药出版社大力配合，全面推进中医药古籍保护与利用网络体系的构建和人才队伍建设，使一批有志于中医学术传承与古籍整理工作的人才凝聚在一起，研究队伍日益壮大，研究水平不断提高。

本着"抢救、保护、发掘、利用"的理念，该项目重点选择近60年未曾出版的重要古医籍，综合考虑所选古籍的保护价值、学术价值和实用价值。400余种中医药古籍涵盖了医经、基础理论、诊法、伤寒金匮、温病、本草、方书、内科、外科、女科、儿科、伤科、眼科、咽喉口齿、针灸推拿、养生、医案医话医论、医史、临证综合等门类，跨越唐、宋、金元、明以迄清末。全部古籍均按照项目办公室组织完成的行业标准《中医古籍整理规范》及《中医药古籍整理细则》进行整理校注，绝大多数中医药古籍是第一次校注出版，一批孤本、稿本、抄本更是首次整理面世。对一些重要学术问题的研究成果，则集中收录于各书的"校注说明"或"校注后记"中。

"既出书又出人"是本项目追求的目标。近年来，中医药古籍整理工作形势严峻，老一辈逐渐退出，新一代普遍存在整理研究古籍的经验不足、专业思想不坚定等问题，使中医古籍整理面临人才流失严重、青黄不接的局面。通过本项目实施，搭建平台，完善机制，培养队伍，提升能力，经过近5年的建设，锻炼了一批优秀人才，老中青三代齐聚一堂，有效地稳定了研究队伍，为中医药古籍整理工作的开展和中医文化与学术的传承提供必备的知识和人才储备。

本项目的实施与《中国古医籍整理丛书》的出版，对于加强中医药古籍文献研究队伍建设、建立古籍研究平台，提高古籍整理水平均具有积极的推动作用，对弘扬我国优秀传统文化，推进中医药继承创新，进一步发挥中医药服务民众的养生保健与防病治病作用将产生深远影响。

第九届、第十届全国人大常委会副委员长许嘉璐先生，国家卫生计生委副主任、国家中医药管理局局长、中华中医药学会会长王国强先生，我国著名医史文献专家、中国中医科学院马继兴先生在百忙之中为丛书作序，我们深表敬意和感谢。

由于参与校注整理工作的人员较多，水平不一，诸多方面尚未臻完善，希望专家、读者不吝赐教。

国家中医药管理局中医药古籍保护与利用能力建设项目办公室
二〇一四年十二月

许 序

"中医"之名立，迄今不逾百年，所以冠以"中"字者，以别于"洋"与"西"也。慎思之，明辨之，斯名之出，无奈耳，或亦时人不甘泯没而特标其犹在之举也。

前此，祖传医术（今世方称为"学"）绵延数千载，救民无数；华夏屡遭时疫，皆仰之以度困厄。中华民族之未如印第安遭染殖民者所携疾病而族灭者，中医之功也。

医兴则国兴，国强则医强。百年运衰，岂但国土肢解，五千年文明亦不得全，非遭泯灭，即蒙冤扭曲。西方医学以其捷便速效，始则为传教之利器，继则以"科学"之冕畅行于中华。中医虽为内外所夹击，斥之为蒙昧，为伪医，然四亿同胞衣食不保，得获西医之益者甚寡，中医犹为人民之所赖。虽然，中国医学日益陵替，乃不可免，势使之然也。呜呼！覆巢之下安有完卵？

嗣后，国家新生，中医旋即得以重振，与西医并举，探寻结合之路。今也，中华诸多文化，自民俗、礼仪、工艺、戏曲、历史、文学，以至伦理、信仰，皆渐复起，中国医学之兴乃属必然。

迄今中医犹为国家医疗系统之辅，城市尤甚。何哉？盖一则西医赖声、光、电技术而于20世纪发展极速，中医则难见其进。二则国人惊羡西医之"立竿见影"，遂以为其事事胜于中医。然西医已自觉将入绝境：其若干医法正负效应相若，甚或负远逾于正；研究医理者，渐知人乃一整体，心、身非如中世纪所认定为二对立物，且人体亦非宇宙之中心，仅为其一小单位，与宇宙万象万物息息相关。认识至此，其已向中国医学之理念"靠拢"矣，虽彼未必知中国医学何如也。唯其不知中国医理何如，纯由其实践而有所悟，益以证中国之认识人体不为伪，亦不为玄虚。然国人知此趋向者，几人？

国医欲再现宋明清高峰，成国中主流医学，则一须继承，一须创新。继承则必深研原典，激清汰浊，复吸纳西医及我藏、蒙、维、回、苗、彝诸民族医术之精华；创新之道，在于今之科技，既用其器，亦参照其道，反思己之医理，审问之，笃行之，深化之，普及之，于普及中认知人体及环境古今之异，以建成当代国医理论。欲达于斯境，或需百年欤？予恐西医既已醒悟，若加力吸收中医精粹，促中医西医深度结合，形成21世纪之新医学，届时"制高点"将在何方？国人于此转折之机，能不忧虑而奋力乎？

予所谓深研之原典，非指一二习见之书、千古权威之作；就医界整体言之，所传所承自应为医籍之全部。盖后世名医所著，乃其秉诸前人所述，总结终生行医用药经验所得，自当已成今世、后世之要籍。

盛世修典，信然。盖典籍得修，方可言传言承。虽前此50余载已启医籍整理、出版之役，惜旋即中辍。阅20载再兴整理、出版之潮，世所罕见之要籍千余部陆续问世，洋洋大观。

今复有"中医药古籍保护与利用能力建设"之工程，集九省市专家，历经五载，董理出版自唐迄清医籍，都400余种，凡中医之基础医理、伤寒、温病及各科诊治、医案医话、推拿本草，俱涵盖之。

噫！璐既知此，能不胜其悦乎？汇集刻印医籍，自古有之，然孰与今世之盛且精也！自今而后，中国医家及患者，得览斯典，当于前人益敬而畏之矣。中华民族之屡经灾难而益蕃，乃至未来之永续，端赖之也，自今以往岂可不后出转精乎？典籍既蜂出矣，余则有望于来者。

谨序。

第九届、十届全国人大常委会副委员长

许嘉璐

二〇一四年冬

王 序

中医学是中华民族在长期生产生活实践中，在与疾病作斗争中逐步形成并不断丰富发展的医学科学，是中国古代科学的瑰宝，为中华民族的繁衍昌盛作出了巨大贡献，对世界文明进步产生了积极影响。时至今日，中医学作为我国医学的特色和重要医药卫生资源，与西医学相互补充、相互促进、协调发展，共同担负着维护和促进人民健康的任务，已成为我国医药卫生事业的重要特征和显著优势。

中医药古籍在存世的中华古籍中占有相当重要的比重，不仅是中医学术传承数千年最为重要的知识载体，也是中医为中华民族繁衍昌盛发挥重要作用的历史见证。中医药典籍不仅承载着中医的学术经验，而且蕴含着中华民族优秀的思想文化，凝聚着中华民族的聪明智慧，是祖先留给我们的宝贵物质财富和精神财富。加强对中医药古籍的保护与利用，既是中医学发展的需要，也是传承中华文化的迫切要求，更是历史赋予我们的责任。

2010 年，国家中医药管理局启动了中医药古籍保护与利用能力建设项目。这既是传承中医药的重要工程，也是弘扬优秀民族文化的重要举措，不仅能够全面推进中医药的有效继承和创新发展，为维护人民健康做出贡献，也能够彰显中华民族的璀璨文化，为实现中华民族伟大复兴的中国梦作出贡献。

相信这项工作一定能造福当今，嘉惠后世，福泽绵长。

国家卫生和计划生育委员会副主任

国家中医药管理局局长

中华中医药学会会长

王国强

二〇一四年十二月

马 序

　　新中国成立以来，党和国家高度重视中医药事业发展，重视古籍的保护、整理和研究工作。自1958年始，国务院先后成立了三届古籍整理出版规划小组，分别由齐燕铭、李一氓、匡亚明担任组长，主持制订了《整理和出版古籍十年规划（1962—1972）》《古籍整理出版规划（1982—1990）》《中国古籍整理出版十年规划和"八五"计划（1991—2000）》等，而第三次规划中医药古籍整理即纳入其中。1982年9月，卫生部下发《1982—1990年中医古籍整理出版规划》，1983年1月，中医古籍整理出版办公室正式成立，保证了中医古籍整理出版规划的实施。2002年2月，《国家古籍整理出版"十五"（2001—2005）重点规划》经新闻出版署和全国古籍整理出版规划领导小组批准，颁布实施。其后，又陆续制定了国家古籍整理出版"十一五"和"十二五"重点规划。国家财政多次立项支持中国中医科学院开展针对性中医药古籍抢救保护工作，文化部在中国中医科学院图书馆专门设立全国唯一的行业古籍保护中心，国家先后投入中医药古籍保护专项经费超过3000万元、影印抢救濒危珍、善、孤本中医古籍1640余种，开展了海外中医古籍目录调研和孤本回归工作。2010年，国家财政部、国家中医药管理局安排国家公共卫生专项资金，设立了"中医药古籍保护与利用能力建设项目"，这是继1982~1986年第一批、第二批重要中医药古籍整理之后的又一次大规模古籍整理工程，重点整理新中国成立后未曾出版的重要古籍，目标是形成并普及规范的通行本、传世本。

为保证项目的顺利实施，项目组特别成立了专家组，承担咨询和技术指导，以及古籍出版之前的审定工作。专家组中的许多成员虽逾古稀之年，但老骥伏枥，孜孜不倦，不仅对项目进行宏观指导和质量把关，更重要的是通过古籍整理，以老带新，言传身教，培养一批中医药古籍整理研究的后备人才，促进了中医药古籍保护和研究机构建设，全面提升了我国中医药古籍保护与利用能力。

作为项目组顾问之一，我深感中医药古籍保护、抢救与整理工作的重要性和紧迫性，也深知传承中医药古籍整理经验任重而道远。令人欣慰的是，在项目实施过程中，我看到了老中青三代的紧密衔接，看到了大家的坚持和努力，看到了年轻一代的成长。相信中医药古籍整理工作的将来会越来越好，中医药学的发展会越来越好。

欣喜之余，以是为序。

中国中医科学院研究员

马继兴

二○一四年十二月

校注说明

　　《黄氏女科》是新安医学的临床妇科著作，新安歙县"黄氏妇科"家传医书。此书未见任何有关的版本流传及目录学记载，是黄氏家传孤本医籍。本次整理以明弘治十七年（1504）黄彦荣手抄本残卷为底本，附篇中"十月保胎法"部分内容残缺。因该手抄本《黄氏女科》为孤本，故此次整理没有相应校本。然该本毕竟是手抄本，抄录者在抄录的同时加入了当时盛行的妇科理论，引用《妇人良方大全》《万病回春》内容较多，故研究此书时依据《妇人良方大全》和《万病回春》作参校本。

　　关于本次整理的几点说明：

　　1. 对原书目录按底本整理汇总进行统一编排。

　　2. 凡原书中的异体字、古字、俗写字予以径改，不出校。

　　3. 凡底本中因抄写致误的明显错别字，予以径改，不出校。

　　4. 对个别冷僻字词加以注释。

　　5. 字迹漫漶不清之处加□标记。

《黄氏女科》秘述序

　　黄氏女科者，歙东①老医黄东坞②（音桓）先生所传之书也。其源委详细且载先生自序，中不具论，独女科一书于前辈言之或备矣。每云：宁治十男子，不治一妇人。以其望闻问切一无所施，而妇人之性情阴柔者多，即使十分药力得效，止可一半而，已愈之病，不日又犯，此其所以难也。间尝读《女科百问》③与《保产杂录》④，极喜，所论之当，但方症未备，又鲜合一词。读于宇泰先生⑤《妇人症治准绳》⑥，浩浩乎，若长江洪河溟渤之不可量也，识见高远，学博验深，自为一代全书然，而后学难读，读已不能选择而审处之也。世不皆通达，明敏之士望洋而叹。已而及得此书，条分缕析，忠厚仁慈之气，使人读之而下拜焉。又以年岁久远，传写讹误，鱼鲁豕亥多所不免。偶于乙丑深秋，乃为之考证而手录之，以成书一之本业，此道者不必远宗准绳，近考杂录而衡鉴在此矣，夫非斯世妇人之一大幸乎。

---

　　①　歙东：歙县东部，歙县隶属于安徽省黄山市，位于安徽省最南端。
　　②　黄东坞："新安黄氏妇科"传承人。
　　③　《女科百问》：宋代医家齐仲甫撰，分两卷。
　　④　《保产杂录》：疑为《产宝杂录》，宋代医家齐仲甫撰。
　　⑤　宇泰先生：明代医家王肯堂字宇泰。
　　⑥　《妇人症治准绳》：即《女科证治准绳》，明代医家王肯堂编著《六科准绳》之一，分五卷。

又　序

常谓轩岐《素问》《灵枢》之作，诚为医道之基，济人活命之本。夫医之为道，虽微而仁爱之心不为鲜也。盖为医之人，能知望闻问切之功，能明升降浮沉之理，则疗疾或庶几乎。昔宋嘉祐中医博齐孝友先生，得异人之传《女人方脉秘论》，为当时医家所推重，而其传亦不轻以告人。传至元一先生，三复详明汇成一帙，名曰《黄氏女科》。秘述经世殆百年矣，文字蠹损，览者疾焉，愚不揣疎庸谨为搜辑序，例分方辟门析类，先胎前，次产后，次经水，次众疾，总为四门，门各有类，类各有论。其间讹舛者效正之，阙畧者增补之，以全其书。不敢自私，愿诸同心，以博施济众庶几，无负异人之传，亦以天地好生之心也。

弘治甲子春歙东黄彦荣书

目 录

女科总论第一

妇人诸病皆与男子同，维经水、带下、血崩、胎前、产后、乳痈等症有异。《难经》曰：心出血，肝纳血，肺出气，肾纳气。所以妇人之病，皆自心生，如五志之火一起，则心火亦从燔矣。其经之闭也，先由心事不遂，因而心血耗亏，故乏血归肝，而出纳之用已竭矣。经曰：母能令子虚，是以脾不磨而食亦少。所谓发于心脾者，此也二阳者，即阳明也。因食少故肺金亦失所养而气滞不行，则无以滋养肾阴，况月经全赖肾水托化，肾水亏，经血日涸矣，故或先或后淋沥无时。若不早治，渐至闭塞，以肝实而不纳血，故出纳之道遂废也。经曰：子能令母实，以肝肾之火相火，挟心之势，以从而相煽矣。所以月水错经妄行无时而泛滥之，若因循不治，渐至崩，中甚则为白浊白滛，血枯发热劳极之症即难治也。经曰：邪气盛则正气夺，则虚。所谓心血不足者，正气夺也。心火亢盛者，邪气盛也，邪者何相火也。丹溪曰：天非此火不能生物，人非此火不能有生。但贵得中，以听于心为妙。

所以妇人以血为本，谓其血盛于气也，故上为乳汁，下为月水，合精而有胞胎。盖女子十四而天癸至，任脉通，太冲之脉盛，月经以时而行。冲任脉，血之海也；月候者，经络之余也；天癸者，月水也，常于一月一见。如血气不调，阴阳愆伏①，过于阳者为热，则前而来，过于

① 愆伏：失调，失常。

阴者为寒，则后期而至。盖血得热则流，得寒则凝。阴气乘阳，内寒血沥，故其脉来渐少；阳气乘阴，血热则流散，故其来乍多，皆病也。然经脉不行其症有三：一则血气盛实，经络闭遏，其脉滑实，宜通经疏利之；一则形体憔悴，经络枯涸，其脉虚弱，宜滋养血气；一则风冷外伤，七情内脏，以致经络痹滞，其脉浮涩，宜散风冷，逐淤血，生新血。按病用药，其经自行，若缓而不治，诸病皆由是而作也。

有因冲任气虚，内欲过度，风邪冷热之气入于胞门，秽液与血相兼而下，冷则多白，热则多赤，冷热不调，赤白相兼，均谓之带下，而各以其色名之焉。有因冲任劳损，血海伤动，脾虚卫①弱，不能制约其血，忽然暴下，谓之崩中。亦有不时淋滴不断者，谓之漏下。所以妇人血分受病最多。若血气和平，则精血凝聚，而胞胎成矣。其胎前有疾，先以安胎顺气为本，然后兼治他疾，不可骤用峻利之药。产后有疾，当矣养血为主，虽有他疾，亦不可峻攻，此其大略也。

---

① 卫：疑作"胃"。

治症总要第二①

女子十四而天癸至，冲任流通，肾气全盛，月信应时而下，每三旬②而一见。愆期者，病由是推之，则妇人之病凡胎前产后，以暨一切杂病，有无不先理其血而后调其气者乎，以是知妇人以血为本也。其所禀既与男子异，而症治亦自各不同，于是编为女科一帙③。书成学者病诵览者焉，因于其首，悉将症治序述于上，不揣疏庸④，诚详陈之。

原夫头晕者，由于血虚，宜四物汤及四君子汤，弱者当归建中汤，方在第五十⑤。虚劳、痰嗽、潮热者逍遥散及鸡苏散，甚者鳖甲散、黄芪六一散。血分头疼者，亦因血虚，脑为风寒所袭，谓之厥逆，又谓之痰厥、肾厥、饮厥。亦有连齿俱痛者，盖因齿通于脑故也，俱宜芎乌散、茶调散，及灸百会、曲鬓二穴。

血海虚寒以温经汤温之；暴崩血热以黄芩汤清之；天癸过期以吴茱萸汤调理之；月经闭涩以凌霄花散疏通之。临而作痛者，气滞血实也，宜芎归芍药汤；行后作痛者，宜芎归地黄汤。来多而常者，是气血俱盛也，宜三黄汤；来多而觉，虚倦无力，饮食减少者，是气血失守也，宜加

---

① 第二：据文例补。
② 三旬：指一个月。
③ 帙：量词，用于装套的线装书。
④ 不揣疏庸：自谦之词，谓不自量。
⑤ 五十：此篇残缺。

味麦冬汤；来少色正，不失其期，是所禀也，失其常者病，宜八物汤。其色桃红者，血虚胃弱也，宜白术茯苓汤；色紫者，热也，宜二荆栀子汤；带白者，气虚夹白带也，宜山药地黄汤；如脓腐作臭者，胃中湿热注于胞络也，宜平胃骨皮汤；如泥色者，亦湿热也，宜二术茯苓汤；如黄水者，脾热不成血也，宜连翘白术汤。热极而成片块者，宜生芩汤；气逆而成块片者，宜乌附汤；因逆风寒而成块片者，宜桂花汤。血枯而过期者，宜加味四物汤；血逆而过期者，乌附砂仁汤；血热而不及期者，宜人参地黄汤。然亦有所禀之偏，而一生不行经血，亦有一季不行者，此血由内转也。其白浊白淫者，乃不元气虚冷，宜固精丸、妙应丸、暖宫丸、白除丸；以血分水分而致四肢浮肿者，宜茱萸汤、调经散，血行水散，其肿自消；有气血相搏而腹中成块者，宜服万病丸、琥珀丸以克化之；冲任经虚，血崩作痛者，宜失笑散、凉血地黄汤；因怒气而崩者，乃阴虚阳搏，是寸脉有余之崩也，宜醋附丸；因劳心而崩者，经云：阴在内，阳之守也，是阳不足之崩，宜独参汤；杀血心痛者，宜乌贼鱼骨散；经闭成劳者，宜沉香鳖甲散；中焦虚痞者，宜三脘散；小腹刺痛者，宜紫金丸；经水不断者，瑞莲散；血热暴崩者，奇效汤；阴阳不和而经水淋沥者，先服调经桃仁汤，次服胶艾四物汤。有因肾水亏，阴虚而不能镇守胞络相火，以致血走而崩者，亦宜凉血地黄汤；忧思过度，劳伤心经，不能藏血以致淋沥不□者，宜胶艾四物汤及茯苓补心汤；血气痛者，宜玄胡索汤及玄胡异功散、神仙聚宝丹；经闭不通者，宜通经散、红花当归。若气盛血实，月水淤闭而不通者，宜桃仁承气汤；若禀气怯弱，冲任脉虚而闭者，此有①经水枯竭无血可通，但当滋补天癸自行，宜养血调经丸；数经胎堕，宜以芎劳汤补之；冲任劳伤，宜以内补当归丸补之；血癥血瘕，以千金桃仁煎攻之；久不成胎者，宜紫石英丸及琥珀丸；赤白带下者，用暖宫丸及温经丸。

崩中带下之疾，皆因产月未满之时，及经水正行之际，或当风取凉，或坐卧湿地，或形寒饮冷及登高厕，以致风冷伤于胞门、子脏②，或中经脉流脏腑，遂成此疾，名曰带下。若伤于足厥阴肝之经，则其色青如泥；若伤于手少阴心之经，其色赤如红津；若伤于手太阴肺之经，则其色白形如鼻涕；若伤于足太阴脾之经，则其色黄如烂瓜，若伤于足少阴肾之经，则其色黑如衄血。亦有纯白纯赤者，或成血片，或如豆汁，或五色相杂，治之之法各有不同。若经候过多，其色瘀黑，尺脉微小者，此由脐腹冷极，宜灸关元穴及服温经汤等剂。若暴崩下血，色明如水，得温则烦，而其脉数疾者，此由阳盛阴衰，经水滞溢，当平其阳而补其阴，使阴阳不相胜负，邪气不能相干，自然复而得其平矣。妊娠呕吐者，宜半夏茯苓汤；下血漏胎者，宜安胎饮、胶艾汤；来二三点而止者，多漏胎，经三五次者，产迟，宜安胎饮散加炒黑蒲黄治；子烦者，宜知母饮，烦甚用麦冬汤；有胎气不和者，以致胎上

① 有：据文义，疑作"由"。
② 子脏：子宫、胞宫。

逼心，心胸胀满，胎下乃苏，名曰子满，宜安胎顺气紫苏饮；妊娠忽然昏闷不醒，醒后复发亦有不醒者，名曰子痫，亦名子冒，甚则反张，名曰痉，又名曰痓。子痫者亦羚羊角散及葛根汤；遇谓痫症之初，当以乌药顺气散为先以加减，续命汤为后。又有血盛而气衰者，其人必胖，既妊之后，月信常来而胎亦不动者，此亦不用安胎自无妨也。又有胎本不固，房事不节，喜怒不常，气宇不舒，伤动血脉，致令胎漏，若不用药安和，则其胎必堕矣。妊娠吐衄，多因恚怒而生，宜用分心气饮加白茅花及犀角地黄汤；心腹胀满者，皆因寒气相干，宜以仓公下气汤加槟榔少许及紫苏饮。妊娠尿血者，宜加减五苓散；大便去红者，宜芩连胶艾汤；大便不通，胎前宜枳壳防风汤，产后宜苏子麻仁粥。妊娠胎冷腹胀，痛引两胁，滑泻注下者，宜用安胎和气饮，若风寒暑湿相兼而又当兼以治之；下痢赤白及赤白相兼者，俱宜六神汤；若痢久腹痛甚者，宜以养脏汤治之；大抵妊娠之时，因母病而致胎动者，但治母病其胎自安；若胎有不坚以致母病，但安其胎母病自愈矣；临产艰难者，宜催生汤、益母丸；胞衣不下者，宜牛膝汤、花蕊石散、夺命丹；产后血晕者，须闻醋气漆烟；晕闷欲绝，不识人事者，皆因滞血迷心，宜用韭菜醋沃熏于鼻中；血少而晕者，宜清魂散；血多而晕者，宜芎归汤；产后败血不止者，宜生地散；过多者，黑龙丹；产后恶露未尽者，宜黑神散；产后洞泻者，宜调中汤；产后强食过多，停留不化，以致洞泻腹鸣而别无余症者，宜治中汤加砂仁；产后痢疾者，因产劳伤，外感风寒，误食生冷伤于脾胃，皆令洞泻而痢也，宜用六神汤、养脏汤、胃风汤。产后遍身疼痛者，皆临产百节开张，血脉流散，而为风寒所浸也，宜乌药顺气散。亦有身热头痛，腰背不能转侧者，与趁痛散、五积散，宜斟酌用之。产后因惊，颠狂状如鬼祟者，亦因败血迷心也，宜用大圣散、泽兰膏加沉砂，以枣仁汤调下，及苏合丸以便酒调下，但得睡为安。产妇宿有风毒，因产心虚，或歌而哭，或笑而嗔，皆因血虚脏躁，宜和血镇心。又有因产下血太多，气无所主，而唇青肉冷，汗出目眩者，此因虚极生风也，宜服济危上丹，用当归酒下。产后血虚故当多汗，因遇风邪而搏之，则变为痉①而口噤不开，背强而直，摇头耳鸣，身如反折，宜加减续命汤。产后血虚下厥，孤阳上出，故但头上汗出，产后无汗者，亡阴血虚也，若阳气独盛，故当汗出，所以产妇喜汗出也，所谓汗亦微汗耳，若汗出多而大，则亡阳矣。设若感冒风寒，以致恶露不行、心腹胀痛、头痛发热、恶寒无汗，当作感冒治之，宜五积散加葱白、桃仁、红木以散邪行血。若烦躁发热，发渴而无汗者，此亡阴血虚，因临产去血过多所致，当作下血阴虚生热治之。经云：血虚则阴虚，阴虚生内热，内热则烦。亦有阳极生热者，皆致虚烦，宜先进乌金散，童便酒下，次用七宝散及生地四物汤、加味小柴胡汤。产后恶露方下，因感冒风寒，忽然断绝，发热谵语，此因热入血室，宜生地四物汤加柴胡。便硬兼呕不能饮食者，因小柴胡汤加生地黄。产

---

① 痉：痉挛。

于隆冬之月，或外感风寒，或内伤生冷，以致恶露不行、心腹胀痛、发热恶寒、无汗者，当以五积散加减煎服，祛散寒邪。若产于盛夏之时而外感风寒、内伤生冷，能令恶露不行、头痛发热、烦躁自汗、咽干口渴，宜用五苓散白汤调服，如无汗者加葱白煎服。若是败血不通，脐腹胀痛，宜五苓散加桃仁、红木，热甚者加黄芩，仍用姜葱煎。恶露不行、发热、烦躁不宁，而心腹却无胀满疼痛之症者，乃是虚烦，只宜生地四物汤倍加柴胡及人参当归散，量加竹叶连服即安。《脉诀》① 云：产后得热症，脉细而四肢暖者生，脉大而忽然四肢逆冷者死。妊娠感冒者，宜芎苏散加姜葱；产后伤寒者，宜五积散加葱白；产后咳嗽，伤风无汗者，宜局方旋覆花汤；产后虚汗不止者，宜用牡蛎散；产后腹胀呕吐者，宜抵圣汤；产后烦渴，宜乌梅四物汤及五苓散；产后血风、身如针刺、发落随梳、遍身瘙痒抓之成疮者，宜乌药顺气散加防风、人参及荆芥散；又有血气二风俱作，头皮肿痒，肉似虫行，宜用消风散，以醋调服；若心虚惊悸，神思不安者，乃惊风，宜七宝散、龙虎丹、朱砂酒下，次茯苓补心汤；去血过多，血迷血晕者，还当理血，宜芎劳汤、花蕊石散童便酒调服；产后语言不正，如见鬼神，此因恶血上干于心也，宜服小调经散加龙脑；产后目闭不语者，此血迷心窍也，宜花蕊石散、八珍散；产后中风，角弓反张，宜小续

---

① 《脉诀》：即《王叔和脉诀》简称，旧题晋·王叔和撰。但一般认为是六朝·高阳生托名王叔和的作品。

命汤；昏沉不醒，牙关紧急者，宜反魂丹；又有产后中风，筋脉挛急者，皆因气血俱虚，风冷客于皮肤，以致四肢顽痹不仁也，宜独活寄生汤及羌活独活浸酒饮之；产后心痛者，因余血挟寒上抢心经也，气逆则血逆，冲击而心痛，宜用五积散加乌药、玄胡索及失笑散。产后心腹刺痛者，因腹有宿血，遇风寒则凝结不流，故名曰儿枕，作痛者，黑神散用以逐败心血生新血，甚者用失笑散以和血止痛。若胎中儿哭，腹内钟鸣，用鼠穴土，或擒之于手，或含之于口；产后小便不通，腹胀如鼓，当以葱白艾灸之于脐；若产后霍乱者，宜参苓白术散；产后淋症，宜白茅根汤；产后虚浮，血入四肢者，宜调经散；妊娠肿满，胎水不利者，宜鲤鱼汤；产后蓐①劳，宜人参鳖甲散；腰痛脚气，宜独活寄生汤；产后乳汁不行者，宜猪蹄通草汤；大便闭涩者，四物汤加青皮；孕妇不语，此非病也，服四物汤、保生丸，产后下血自如故矣；妊娠小便不通，盖因小肠经有热入于胞，热结甚者，以致癃闭不通也，宜导气丸、除湿汤；妊娠淋证，小便难通者，宜安荣散及八正散；又有胎漏逼脬而小便不通者，曰脬击子戾②，又名转脬，宜八味丸；产后吹乳③，宜橘香散、皂角散、芙蓉膏；胎前产后遗尿失禁者，宜白薇散加益智仁；产后遗屎不知者，宜固肠丸；临产艰难者，而欲断产者，以水银、故蚕纸炼同酒服；若饮求嗣，宜觅种子于仙方及秦桂丸等；有

---

① 蓐：草席，草垫子。
② 子戾：疑作"了戾"，萦回盘曲貌。
③ 吹乳：中医学病名，乳痈。

病血，胎因聚血胞中而日益大，其状俨若怀胎，但不能升降运动耳，或一二年不生，遇触发则崩溃，莫衔，俗云鬼胎是也，宜雄黄丸。

产后有四不治之症：口鼻黑气，鼻衄流血，此名胃绝肺败，一不治也；喉中喘急，忽作猫声，此有恶血冲心，二不治也；面色焦黄，遍身黡黑，三不治也；及产月未满，房事劳伤，纵欲过度，以致腰强筋急，角弓反张亦难治也。

凡我同志①牢记心胸，用药精微，功效可立待也，盖修合药饵然，亦不可执一。如无犀角，稍可代之以升麻，若缺桑寄生，可移之以续断之类。《炮炙论》②云：官桂、半夏能动胎，用在胎前炒过无妨。又云③：补汤须是熟④，利药不嫌生⑤，此煎药之要诀也。其云各等分者，言各味之分两一等轻重也。其云一字者，以一钱有四字，乃二分半也。其服药有食前、食后、空心之不同者，如病在胸膈上者，食后服药；病在胸膈以下者，先药而后食；病在四肢血脉者，宜空心服在旦；病在骨髓者，宜食远而服在夜。总谓其与病相近，而便于攻克也。其有忌食某物者，谓所食之物或与药性相反者，而为害，即不大为害者，而药亦不见效矣。非故喷喷以厌听也，业斯道者，代有传人

---

① 同志：指志趣相同的人。
② 《炮炙论》：《雷公炮炙论》简称。药物炮炙专书，三卷。南北朝时刘宋·雷敩撰。
③ 又云：出自《类证活人书》，为伤寒著作，宋·朱肱撰于1108年。
④ 熟：慢火久煎。
⑤ 生：猛火急煎。

而神而明之，亦不尽为古方所拘也，则视余之出此赘语者，未必不弃如土羹弁髦①云。

---

① 弁髦（biànmáo）：弁，黑色布帽；髦，童子眉际垂发。"弁髦"喻弃置无用之物。

胎前门胎元论第三

结胎者，男女精血也。男属阳，而象乾，乾道资始；女属阴，而象坤，坤道资生阳。主动故能施与阴，主静故能承受。夫动静相参，阴阳相会，亦必有其时，乃成胎孕。欲求嗣者，在经尽三日以里交合，如拾芥①然，万举万当②，斯时男女无怒，亦无醉饱、无食炙烤，无益以他术，阴阳和平，精血调畅，交则必孕，孕则必育，育而子，强壮坚寿。自受孕之后，宜令镇静，血气安和，又须远七情，薄五味，太冷太热之物宜禁。苟无胎动不常，既产则胎毒不已，产后调养，一一如胎前。盖母食热则乳热，母食寒则乳寒，母食膏粱爨烈之物则乳毒，此皆子受其害也。求嗣之道舍此莫最，然源头一节，尤当研究。盖寡欲则不妄交，积气修精，待时而动，故能有子。虽然心主血而藏神，属手少阴，肾主精而藏志，属足少阴，纵欲乱交，神志乱弛，精气不能清宁，望受孕也哉，求嗣者宜详之。

按巢氏《病源论》③云：妇人妊娠一月，名胎胚，足厥阴肝脉以养之；二月，名胎膏，足少阳胆经脉以养之；三月，名始胎，手少阴心经脉以养之；四月，始受水精，以成血脉，手太阳小肠经脉以养；五月，始受火精，以成

---

① 拾芥：比喻取之极易。
② 万举万当：比喻稳妥万全。
③ 《病源论》：原名《诸病源候论》，共五十卷，隋代巢元方撰。

其气，足太阴脾经脉以养之；六月，始受金精，以成其筋，足阳明胃经脉以养之；七月，始受木精，以养成其骨，手太阴肺经脉以养之；八月，始受土精，以成肤华，手阳明大肠经脉以养之；九月，始受石精，以成发毛，足少阴肾经脉以养之；十月，五脏、六腑、关节、人神皆备，待时而生。

《五脏论》① 云：一月，为胎胞精血凝也，形如珠露；二月，为胎形成胚也，如桃花；三月，分男女阳形，而为三魂；四月，形象具阴灵，而为七魄；五月，五行分五脏，筋骨成；六月，六律定六腑，毛发生；七月，精关窍通，光明也；八月，元神具保，精灵也；九月，宫室罗布，以定人也；十月，受气足，万象成也，待时而生。

夫人之生子，犹木之怀实也，其生而不生，实而不实，此居处禀受之宜与不宜，是以有齐不齐也者。过肥娇嫩者不实多，阴寒者不实多，淫雨者不实，太干燥者不实，经风日多者、瘦劲者实。而人亦然，人之处富贵而少子，是多甘美而娇嫩也；高堂大厦，是阴寒也；娼妓多不产育者，是淫雨也；情郁神伤，精耗血枯，是干燥者也；渔舟村落而多产男女者，是经风日者也；情舒神畅，精完体固，是劲瘦者也。此数者皆居处禀受也，然禀受天也，处居人也，具木蛀虫不捉、水满不决、干枯不灌、森茂不删，焉得而实？人若经不调、志不舒、病不理、情欲不

① 《五脏论》：以阐述五脏生理病理及部分药物功用为主的石壁文献，传说其作者为张仲景。

专，焉得而育？故录数方以备参用，然生与不生，虽有命存，焉亦当尽诸人事而。

种子方

候天癸至净，男女分床，男服加减四物汤，女服加减四君子汤，一日一剂，服至一月，候经行净后，方同卧。

加减四物汤

当归　熟地各二两　芍药　人参　黄芪　麦冬　五味子各一钱

水煎，食前服。

加减四君子汤

茯苓二钱　白术二钱　人参一钱　甘草五分　黄芪一钱
陈皮一钱

水煎，食前服。

艾附丸

当归三钱　香附二钱　熟地一钱　茱萸　川芎　白术
茯苓　艾叶炒　干姜煨，各一钱

下元气寒甚者加附子童便煮，水煎服。治胎寒不孕，或生后几年不生，服一二剂即孕。

艾附乌鸡丸

艾叶一两，浸春五、夏三、秋六、冬十日，煮焖捣如泥作饼焙干为末　香附四两　人参一两　桂心五钱　杜仲酒炒，三两
当归酒炒，二两　川芎一两半　鹿茸肉五钱　苁蓉酒洗，一两
故纸酒炒，二两　小茴一两

上为末，先将乌骨白雄鸡一只，重斤余，以黄芪末一分、米粉三分、水丸，食七日，渥①死，丢去毛，肠不用，余皆同煮，鸡腹内擦砂仁末二钱、寒紫苏一把、用醋一碗，煮极烂，剩汁半碗，将鸡捞起，尽剔其骨，即时将骨焙干，先将肉捣烂，去筋膜，捞起。次将熟地捣烂和鸡肉捣烂，匀入前药末，鸡末再捣匀如干，将剩汁打面加入，丸如桐子大，空心服七八十丸，清米饮送下，酒下亦可。治乱经体弱胎寒以致不孕者。

参参饮

人参一两　沙参一两　杜仲　防风　厚朴　桂心各三钱　牛膝　白薇　半夏　干姜各五钱　生附子一两半　细辛一钱　茯苓一两半

上为末，炼蜜丸桐子大，空心清米饮，送下三四十丸，觉有孕止。治同前及胎寒腹痛者。

菟丝乌鸡丸

菟丝子　白术　生地　香附各二两　故纸　人参　川芎　续断　山药　枳实　杜仲　茯苓　山萸肉各一两　樗白皮一两　当归一两半　砂仁　扁豆　胡黄连各五钱　木香三钱

上为末，用乌骨雄鸡一只，同艾附丸服，如前。治体弱腹中若有一块，饮食不思，似怯非怯，寒热时作，白带时下，服此得孕。

---

① 渥：通劋（wū）。劋，诛杀。古代诛杀贵族在屋内行刑，不暴露于市。《易·鼎卦嫿》曰："鼎折足，覆公餗，其形渥，凶。"

神附乌鸡丸

香附　白术　神曲炒,各一两　川芎　陈皮　茯苓 白芍　山楂　当归各一两　人参一钱　砂仁二钱　黄连二钱

上为末,用乌骨雄鸡一只,制如艾附丸,服亦同,治瘦弱骨蒸、头晕无力,胸口气饱不快,小腹肠气上攻,则呕吐作酸,或痛或闷,及多食一物,病生冷油腻之物,便饱闷作泻者,服此亦得孕。

补荣丹

麦冬　芍药各一两　熟地　白术各二两　阿胶炒,七分 当归二两　茯苓一两　甘草五钱　川芎炒,七钱　人参　贝母　香附炒,各一两　黑豆四十九个　黄芩炒,一两　陈皮一两

上为末,炼蜜为丸,盐汤下温酒下,忌食猪血,服之即孕,无小产之患。

益子丸

人参四两　牛膝五两　当归少许　白及　白薇一两　白蔹　桂心　乳香各四钱　细辛　没药　白术　吴茱萸各一两　茯苓一两　厚朴四两　菖蒲　苍术　香附各少许

以任之目修合,炼蜜丸,丸服一月,孕血气盛者,双胎无夫,在家者无服。

仙传种子方

炙黄芪一钱　川芎六分　玄参六分　白芍酒浸炒,六分 当归酒洗,三钱　生地煮,一钱半　香附醋炒,一钱　红花

三分

水煎服，不可加减分数，百验百中。

探胎饮

川芎为末，空心，浓煎艾叶汤调下，腹内微动，即胎也。在经不行二月后服，如服一日不动，是经闭。

妊娠恶阻呕逆不食方论第四

夫妊娠恶阻病者，谓之子病，皆由孕妇禀受怯弱，宿有风气痰饮，既辰①之后，便有此病。肢体倦怠，恶闻食，好食咸酸，吐痰水重者，必须服药以调之，以免有胎动损母之患。

半夏茯苓汤

半夏二钱半　旋覆花五钱　陈皮　桔梗　白芍　人参　甘草　川芎各五钱　赤茯苓　熟地各七钱

每服五钱，水一钟半，姜五片，煎七分，空心服。

旋覆半夏汤

白术　覆花　厚朴　枳壳　黄芩　茯苓各三两　半夏炒　白芍　生姜各二两

每服一两，水煎，忌食羊肉、雀肉、饮醋、桃李。

理血归原四物汤

人参　甘草　川芎　当归　白芍　丁香各五钱　白术　茯苓　陈皮各一两半　枳壳　半夏炒　桔梗炒

每服五钱，姜五片，枣一枚，水钟半煎服。

竹茹汤

陈皮　人参　白术　麦冬各一两　甘草　厚朴姜制　茯苓各五钱　姜竹茹各一块如粟大

---

① 辰：据文义当作"娠"。

水煎服，治初妊恶食，头眩寒，烦闷。

茯苓汤

枳实　葛根　白术　甘草各一两　赤茯苓　人参　干姜　陈皮　半夏各一两

炼蜜为丸，空心米饮送下。治初妊恶阻烦闷，恶食吐逆。

水煎服，治初妊恶食，头眩寒，烦闷。

生地黄丸

人参　干姜各等分为末

生地黄汁为丸，食前服，或酒下，或米饮下。治妊娠吞酸吐清水，腹痛不进饮食。

妊娠胎动不安及漏胎下血方论第五

夫妊娠胎动不安，及漏胎下血者，《产保论》① 云：此有冲任经虚，胞门之户受胎不实故也。又有月常来，而胎不动者，及不以日月多少，而胎常动堕者，皆由冲任脉虚，受胎不实，及饮酒房劳，纵欲过度，有所损动，若不药安和，则其胎必堕矣。

安胎饮

茯苓　甘草　当归　熟地　川芎　白术　半夏　阿胶炒　地榆　黄芪　白芍各等分　姜三片

水煎，不拘时服。

胶艾汤

川芎一钱　白芍炒　当归酒洗，二钱　阿胶炒，成珠二钱　熟地二钱　大艾叶二钱　甘草五分

腹痛加胶艾甘，或因跌仆加黄芪、枣一枚、姜三片，补血加地榆，水煎，食前温服。

治胎动下血腰腹疼将堕效方

阿胶炒，五钱　靳艾三钱　葱白七根

水煎服，验过。

① 《产保论》：疑作《产宝方》。《产宝方》乃末梁时节度巡官昝殷所撰。

安胎散

归身　白芍　条芩　苏叶　白术　知母　甘草　全胡
腹皮等分　艾叶五片

水煎服，去血加地榆、阿胶，恶心呕吐加砂仁，身虚
加人参，不思食加陈皮，厚朴八分。

止漏散

熟地黄　干姜二两

上为末，每服二钱。

空心，米饮下。

阿胶散

阿胶　地黄　桑寄生各二两　龙骨二分　当归一两半
白术　炙甘草　白茯苓　川芎三分　干姜五钱

每服姜三片、枣三枚。

安胎散

砂仁不拘多少，慢火炒熟为末，每服一钱，空心酒
下，或艾叶汤下，治胎动不安，腹中痛疼，服此药后动处
热，则胎安。

加味四物

当归　川芎　白芍　熟地　人参　白术　甘草　阿胶
黄芪　桑寄生各等分

水煎，温服。

固胎杜仲丸

杜仲姜汁炒　续断酒浸，各二两

共为末，枣肉煮烂，杵为丸如桐子大，每服三十丸，米饮下。

妊娠惊胎及僵仆方论第六

夫妊娠惊胎及僵仆者，多由妊娠胎满及近产之时，或从高坠，下伤损胞络，致令血下胎动，遂上抢心，气绝不醒。其母面赤舌青，子死母活；面青舌赤，子活母死；唇口俱青，子母俱死。急宜调治，宜安胎饮。

佛手散

当归一两　川芎七钱

为末，每服五钱，水一钟半，煎七分，入酒七分，煎沸，不拘时温服。如人行五里，又进一服。口噤者，灌之，不过四服便生，死胎亦立下，腹痛加芍药同煎。

妊娠胎气坠下小腹胀痛方论第七

夫人妊娠五七个月，或因扑跌损伤，触榼①着体，致令胎气坠下，小腹胀痛，治法当升提其气，气顺则胎安。

升气补中汤

人参　黄芪炙　炙草　升麻五分　柴胡　陈皮　归身　白芍　黄芩　川芎各等分

每服五钱，水煎服。如心痛加玄胡索，腹痛加砂仁或白芍。

冬葵散

冬葵　柴胡　桑白皮　赤茯苓　当归各等分　姜三片葱七根

水煎服。治胎不安、小便淋沥、小腹疼痛。

---

① 榼：泛指盒一类的器物。

妊娠胎上逼心胀满疼痛方论第八

夫妊娠胎上逼心，胀满疼痛者，皆由胎气不和，冲上心胞，胀满疼痛，名曰子悬。

紫苏饮

人参　紫苏　腹皮　川芎　当归　白芍　陈皮　甘草各等分　姜三片　葱白五根

水煎服。腹痛加香木香，咳嗽加枳壳、桑白皮，热加黄芩，呕吐加砂仁，泄泻加白术、茯苓，难产加枳壳、香附、车前子。

妊娠心痛方论第九

夫妊娠心疼者，多由风邪痰饮乘于心之经络，邪气与正气相干，交结而心痛也，若心之正经自痛者，为真心痛，不可治也，朝发夕死。

紫苏饮
方见上，加乌药、玄胡索、拈欲散，热酒调服。

手拈散
玄胡索　没药　甘草　五灵脂各等分
为末，温酒下，每服三钱。

白术汤
白术三两　赤芍一两　黄芩一两半　橘红　豆豉各一两
蜜生鸡子调为丸，酒下，忌食桃李。

产保方
当归　川芎　厚朴　茯苓各等分
水煎服。

茯苓补心汤
当归　白芍　川芎　熟地　陈皮　半夏姜炒　茯苓
桔梗　枳壳炒　前胡　干葛　紫苏各七分　人参各五分
木香
姜枣煎服。治有热而痛也。

妊娠心腹痛方论第十

夫妊娠心腹痛者，多由风寒邪冷湿气与正气相干，冲上则心痛，攻下则腹痛，若邪与正气相干，故令心腹俱痛也。

安胎和气饮

诃子煨，去核　白术各一两　陈皮　良姜　木香　陈米炒　甘草　白芍各五钱　姜三片

每五钱水煎服，忌食生冷。

安胎饮

茯苓　炙草　当归　川芎　白芍　白术　黄芪　熟地酒蒸一柱香时　砂仁　玄胡索各等分

水煎服，治胎动腹痛。

妊娠心腹胀满及两胁烦闷方论第十一

夫妊娠心腹胀满，及两胁烦闷者，皆因宿有寒邪停饮，及触引发动与时气相干，或因恚怒生气，遂致令心腹及胁胀满烦闷也。

仓公下气汤

羌活　赤芍　甘草　槟榔少许　青皮　陈皮　腹皮　赤茯苓　半夏炒　桂心炒　桑皮　苏梗　当归　川芎各五钱　姜三片　枣二枚　灯心十五根

不拘时温服，每服五钱。

加减仓公下气汤

白芍　陈皮　茯苓　川芎　当归　腹皮　前胡　厚朴　乌药　苏梗　木香等分

上剉一剂，空心服。

局方分心饮

羌活　腹皮　桑皮　青皮　陈皮　苏梗　赤芍　赤茯苓　半夏炒　木通　桂心各等分

姜、枣、灯心煎服。

妊娠胎不长方论第十二^{附鬼胎方}

夫妊娠胎痿不长者，多由妊妇挟疾而成胎者，既妊之后寒暖失宜，血气亏损，致令胎不长也。燥而不育，有过周年而不产者，但治母病，益其气血，气血强盛，胎自长矣。

干地黄丸

熟地一两　川芎　茯苓　当归各三钱　柴胡　大蓟根桑寄生各五钱　厚朴一两　龙骨　阿胶　黄芪各五钱　白石脂三钱　甘草二钱

上为末，蜜丸米饮下。

七枣鲤鱼汤

用鲤鱼一尺长者，去肠肚鳞甲，洗净，腹内入盐一捻，枣七枚，煮，令极熟，取鱼汁缓缓饮之，其胎渐长。

雄黄丸

雄黄　丹砂各五钱　鬼旧去尾　巴豆油去膜　蜈蚣一条，炒　獭黄炙黄，五钱　蜥蜴炙黄，一个

蜜为丸，每服二丸，空心酒下，以利为度，不利再服，先下清水，次下虫如马尾，鸡子黄为效。治鬼胎腹痛，黑白数下。一方有蕃草。

妇人欲断产方论第十三

欲断产者，不易之事，虽云天地之大德曰生，然亦有临产艰难，或生育不已，恐遭危止，以此欲断者。

断产方

蚕纸烧灰存性，方圆一尺　水银油煎一书，二钱　靛青三钱

空心温酒下，忌食葱。

妊娠咳嗽方论第十四

夫妊娠咳嗽者，多因外感风寒，入触肺经，盖肺气通于皮毛，感冒风寒，冷热相搏，因而咳嗽。然有痰者，谓之嗽，无痰者，谓之咳，若咳嗽之不已，即伤胎也。

旋覆汤

旋覆花　赤芍　前胡　半夏　茯苓　甘草　五味　荆芥　杏仁　麻黄各等分

姜枣煎服。如时常咳，咳嗽加陈皮及连髭葱白二根。

参苏饮

紫苏　前胡　桔梗　枳壳　陈皮　半夏去伤寒　茯苓　干葛各一钱　甘草七分　人参七分，实热者去之　木香五分，气盛者去之

加五味、杏仁、姜、枣煎服。

加减紫菀汤

贝母　前胡　紫菀　白术　桑白皮　甘草　黄芩　紫苏　陈皮　知母　五味　杏仁　赤茯苓　当归　麻黄各等分

止咳安胎。若喘加兜苓、大腹皮、款冬花，水煎温服。

人参六合汤

当归　白芍　熟地　五味　人参等分

姜枣煎服。

妊娠吐血衄血方论第十五

夫妊娠吐血衄血者，皆由脏腑受伤，及为忧思惊恐，遂致气逆，气逆则血逆，遂有此症，恐久而血虚，以致损胎。

宜生丸

方见后众疾吐血。

七生汤

生地黄　生荷叶　生藕汁　生韭叶各一两　生姜五钱　生茅根一两

俱捣自然汁一盏，磨京墨与汁同服，治吐血。

加味仓公下气汤

羌活　赤芍　甘草　槟榔　青皮　陈皮　腹皮　赤茯苓　半夏炒　桂心　桑白皮　紫苏梗　川芎　当归　白茅根各等分

水煎温服，治吐血。

清衄汤

当归　白芍　生地　香附炒　黄芩　赤芍　桔梗各五分　栀子炒，一钱　黄连七分　生甘草五分　柏叶五枝　藕节五个

水煎入童便共服。

发灰散

用头发二三两，洗净，烧灰存性，酒服，治转胞，冷水送下。

妊娠子烦方论第十六

夫妊娠烦闷者，其症有四，然皆属热脏虚而热，气乘于心则心烦，烦而不已则虚，烦积痰呕吐则胸烦，饮食停积，冷热相搏，妊娠则子烦。

麦冬汤

麦冬　防风　茯苓各一两　人参五钱　淡竹叶十片　姜三片

煎服。别本无人参，有知母。治胆虚烦闷不眠，加酸枣仁、元肉。

犀角散

犀角梢　地骨皮　黄芩　麦冬　茯苓　甘草各一两

水煎，加竹沥半盏，服之。治妊娠心烦热闷。

当归饮

当归　川芎　豆豉　桑寄生　葱白七根

治胎动妊娠心烦。

竹沥汤

竹沥　防风　黄芩　麦冬各一钱　茯苓四钱　当归各一两二钱　姜三片　葱白五根

水煎服。治妊娠饮食停积，冷热相搏以致烦闷。

妊娠中风方论第十七

四时八方之气为风，常以冬至之日候之，若从其乡来者，长养万物，若不从其乡来者，名为虚邪贼，害万物。人体虚则中之，若风邪于皮肤，即顽痹不仁；入于筋脉，挟寒则挛急喎僻，挟温则弛纵；若入于脏腑，则恍惚惊悸。凡五脏六腑之俞会于背，脏腑一虚，则风邪皆从俞入，随所伤脏腑、经络而为病也。

乌药顺气散

乌药　陈皮三钱　麻黄去节　川芎　白芷　桔梗　枳壳各一钱　僵蚕炒，去丝　炮姜五分　炙草三分　羌活　当归　防风　荆芥　姜三片　枣一枚

水煎温服。

中风一身俱麻加人参、白术、当归、川芎、麦冬；久患左瘫右痪，去麻黄，加天麻、羌活、半夏、南星、木香、当归；口眼喎斜加姜（炒）、黄连、羌活、防风、荆芥、竹沥、姜汁；遍身疼痛加当归、官桂、乳香、没药；臂痛加羌活、防风、薄桂、苍术、紫苏；背心痛合行气香苏散，加苍术、半夏、茯苓；脚膝浮肿加牛膝、独活、五加皮；腰痛加牛膝、杜仲、角茴；眼眩加细辛、细茶；四肢冷痹加附子、官桂；瘫痪二三年不能行者，合独活寄生汤；妇人血风加防风、薄荷、荆芥；虚汗去麻黄，加黄

芪；胸膈胀满加枳壳、莪术；面目十指①俱麻，乃气虚也，用补中益气汤，加木香、附子、羌活、防风、乌药、麦冬。

小续命汤

麻黄去节　杏仁去皮尖　官桂　白芍　川芎各一钱四分　防风二钱　人参去芦　甘草炙　黄芩　防己一钱四分　附子去皮脐，炮，七分

上剉一剂，用生姜五片，水煎，通口服丸。

凡中风不审六经之形症，加减用药虽治之，不能去其邪也。《内经》云：开则淅然，而寒闭则热而闷。如知暴中风邪，宜先以续命汤随症加减；太阳中风，无汗恶寒，倍麻黄、杏仁、防风；太阳中风，有汗恶风，倍桂枝、杏仁、芍药；阳明中风，身热有汗不恶寒，倍甘草加石膏、知母；阳明中风，身热有汗不恶风，倍干葛、桂枝、黄芩；太阴中风，无汗身凉，倍附子、干姜；少阴中风，有汗无热，倍桂枝、附子、甘草；中风无此四经六症混杂，系于少阳厥阴，或肢节挛痛，麻木不仁，倍羌活、连翘；大法，春夏加石膏、知母、黄芩；秋冬加肉桂、附子、芍药；有热去附子，加白附子亦可；筋急拘挛，语迟脉弦，加薏苡仁；若筋急，加人参，去黄芩、芍药，以避中寒，服后稍轻再加当归；烦躁不大便，去附桂，加芍药、竹沥；语言蹇涩，手足战掉，加菖蒲、竹沥；发渴加麦冬、干葛、花粉；热而渴加秦艽；身体痛加羌活；搐者亦加

---

① 指：原作"脂"，据文义改。

之；烦躁多惊加犀角、羚羊角；多怒亦加羚羊角；恍惚错语，神方远志；头痛如破加羌活；骨节痛，此有寒湿，倍附子、官桂；呕逆腹胀加半夏、人参；脚膝弱加牛膝、石斛；腰痛加去皮尖桃仁、姜汁、炒杜仲；不得睡加酸枣仁；痰多加南星；肥人多湿，加乌附行经，童便浸煮以杀其毒，以助不行之力，入盐尤妙；脏寒下痢去防己、黄芩，倍附子，加白术；或歌或哭或笑，语言皆妄，加白术，倍麻黄、人参、桂枝；自汗出，去麻黄、杏仁，加白术。

妊娠风痉方论第十八

夫妊娠风痉者，皆由体虚受风，而伤于太阳小肠之经也，能言者易治，不能言者难治。若太阳经素有寒湿，又遇风邪相搏，则口噤背强，名曰痉，又名曰痫，又名子痉，又名子冒。此常人得之尤急，其症昏迷不省人事，须臾自醒，醒而复作，角弓反张、口噤语涩，身体如束。

葛根汤

葛根　贝母　丹皮　防己　当归　川芎　茯苓　官桂炒　泽泻各二两　甘草三两　人参　独活　石膏炒，各三两

每服五钱，水煎服。纳贝母一味，令人易产，未临月者以升麻代之。

羚羊角散

羚羊角　独活　枣仁　五加皮　防风　薏仁炒　当归木香　川芎　茯神　杏仁　甘草各等分　姜三片

水煎服。

防风葛根汤

防风　葛根　川芎　杏仁　生地各一两　麻黄去节，一两五钱　桂心　独活　防己各一两

姜、竹沥煎服。治妊娠中风、角弓反张、口噤语涩。

独活防风汤

麻黄去节　防风各二两　桂心　羚羊角　升麻　甘草枣仁　秦艽各五钱　当归　川芎　杏仁各七钱　独活二两

每服四钱，姜五片，竹沥一合，水煎服。治胎前症并风壅风痰。

小续命汤加减用

方见前中风门。

妊娠伤寒方论第十九

夫隆冬严寒，而人体气虚怯，为寒所伤，遂成伤寒也。轻者淅淅①恶寒、翕翕②发热、微咳、鼻寒，数日乃止；重者头痛、体痛，先寒后热，久而不愈，则伤胎。虽依伤寒例治之，然妊娠用药避忌。

芎苏散饮

紫苏叶　川芎　白芍　白术　麦冬　陈皮　甘葛各二两　甘草五钱

每服五钱，姜葱水煎，夏加黄芩。

---

① 淅淅：畏风貌。
② 翕翕：形容发热时的症状。

妊娠时气方论第二十

夫四时之气各有其宜，如春应暖而反寒；夏应热而反冷；秋应凉而反热；冬应寒而反温。非其时而有其气，悉属阴阳失节，而人即受伤。长幼虽殊，病皆相似，以多挟毒于表者，故也。

人参败毒饮

柴胡　桔梗　羌活　独活　茯苓　川芎　前胡　枳壳　人参　甘草等分　薄荷

上剉一剂，每一两生姜煎服。

升麻葛根汤

升麻二钱　葛根三钱　白芍一钱　甘草二钱　姜三片

水煎服。

妊娠热病胎死腹中方论第二十一

夫妊娠胎死腹中者，多因热病至五七日以后，脏腑热极，热蒸其胎，以致子死腹中。缘子自死自冷，冷则不能自出，但服黑神散以暖其胎，胎暖，须臾自出矣。如不出，用五积散（五积散方见后身痛门）加皮硝以化之，母割取，以伤产妇。

黑神散

熟地　蒲黄炒　当归　肉桂　炮姜　芍药　甘草各四两　黑豆半生半熟

上为细末，每服二钱，用童便半盏、酒半盏，同煎调服。

达生散

大腹皮三钱　人参　陈皮各五分　苏梗　白术　白芍当归各二钱　葱五叶

锉散，加黄羊脑七。水煎，食前服。春加川芎、防风；夏加黄芩、黄连、五味子；秋加泽泻；冬加砂仁。有怒者加香附米。一方有甘草。

催生散

白芷　伏龙肝　百草霜　滑石各等分　甘草减半

上为细末，用当归川芎汤入酒，童便少许调服，水煎服，入益母草尤妙。

妊娠疟疾方论第二十二

夫病疟者，皆由夏伤于暑，客于皮肤，及因劳动气血腠理空虚，而风邪乘之触动。前受暑热，阴阳交争，故寒热互发，阳盛则热，阴盛则冷，阴阳相杂，寒热俱作，然邪动气至交争则发。故疟疾发作，有时或一日一发，或二日一发，一日发者易治，二三日发者难治。发久恐致伤胎。

人参养胃汤

人参　茯苓　陈皮　半夏姜汁炒　厚朴姜汁炒　苍术米泔浸　藿香　当归　川芎各一钱　草果去壳，八分　甘草三分　乌梅一个

姜枣水煎服。治寒多热少者，加官桂；热多寒少，加柴胡；汗多去苍术、藿香、川芎，加白术、黄芪；饱闷加青皮、砂仁，去人参；渴加麦冬、知母，去半夏；泻加白术（炒）、芍药；泻不止加肉豆蔻，去厚朴、草果；呕哕加白术、山药（炒）、砂仁（炒）、米，去草果、厚朴、苍术；痰多加贝母、竹沥，去半夏、草果；内盛热加黄芩（炒），去半夏。

常山饮

常山　竹叶各五钱　人参　石膏各一两　元米①百粒

水煎服。治热多寒少。久不愈，截疟汤。

---

① 元米：糯米。

痎①虐饮

苍术米泔浸　草果　桔梗　青皮　陈皮　良姜各五钱
白芷　茯苓　半夏　枳壳　干姜炒　甘草　桂心　苏叶
川芎各二钱

每服五钱，入盐少许，空服。治疟久不愈。

柴胡槟榔汤

柴胡　槟榔　草果　陈皮　厚朴　常山　乌梅　甘草
各一钱　知母热多，二钱　良姜炙，寒各一钱

上水一钟，煎数沸，加酒一钟，煎至酒香为度，露一
夜，次早空心服。

截疟经验仙方

柴胡　首乌　陈皮　知母各三钱　酒水一盅

煎七分，露一宿，次早服。

地黄散

生地　柴胡各五分　秦艽　黄芩　赤芍　白术　甘草
姜三片

水煎服。治寒热似疟，久则成劳。

柴胡芎桂饮

甘草五钱　草果五钱　茯苓　赤芍　白术　柴胡一两
当归五钱　川芎五钱　薄荷　姜四片

水煎服。治头目昏重、思恍惚、口燥发热、盗汗、不
思饮食。

---

① 痎（jiē）：二日一发的疟疾。

妊娠霍乱第二十三

夫霍乱乃阴阳清浊相干也，盖因内所积外有所伤，阳不升阴不降，承隔而成。故心腹痛疼、呕吐下痢、发热、恶寒、头痛、晕眩，或泻而不吐，或吐而不泻，先心痛则先吐，先腹痛则先痢；心腹齐痛，吐泻并作。虽有湿霍乱干霍乱之名，皆是内伤饮食生冷，外感风寒暑湿而成也。

藿香正气散

藿香二钱　紫苏一钱五分　陈皮　厚朴姜炒　半夏　腹皮　茯苓　桔梗　白芷　白术　炙甘草

上剉一剂，姜三片，枣二枚，水煎热服。如转筋，加木瓜；腹痛加炒白芍；寒痛加官桂；冷甚加干姜；饮食不化加香附、砂仁；谷不消加神曲、麦芽；心下痞满加桔梗、枳壳、枳实；肉食不化，加山楂；湿面停积，加莱菔子；中暑明风，加香薷、白扁豆；时气增寒发热，加柴胡、干葛；口干加麦冬；小便不利合五苓散，心腹绞痛加木香；湿热相搏、霍乱转筋、烦渴闷乱，合黄连香薷饮。本方治挟湿而吐痢交作者。

加减香薷饮

猪苓　泽泻　干葛各七分　白术　黄连　甘草各五分赤茯苓　花粉　香薷各一钱

生姜煎服。如热极加石膏、知母；泄泻加升麻、黄芩、滑石；腹痛加炒白芍五，肉桂三；寒痛亦如。上方治霍乱属热者，及大烦渴者宜此。

香薷饮

香薷四钱　厚朴姜制，二钱　白扁豆二钱

水煎，入酒一分，沉冷服。

理中汤

藿香　苍术　厚朴姜制　砂仁　香附　木香　枳壳麸炒　陈皮各一钱　炙草　干姜五分　加肉豆蔻　官桂五分　姜三片

水磨木香调服。夏月干霍乱，不吐不泻，胸腹绞痛，烦渴自汗，不可用姜、桂、豆蔻；心腹痛，面唇青，手足冷，脉伏欲绝，加附子、茴香，去苍术；心腹饱闷，硬痛结实者，加槟榔、枳实、山楂、瓜蒌、莱菔子，去甘草、枳壳、苍术；胃寒呕哕发呃，加丁香、茴香、香附、良姜，去官桂、甘草、苍术；虚汗加附子，去苍术。本方治寒多不渴，及腹痛肠鸣而泻者，冬及春初宜此。

香砂平胃散

香附一钱，炒　砂仁一钱，炒　苍术一钱，炒　陈皮一钱　甘草　枳实八分，炒　木香五分　藿香八分

水煎服，姜一片。治霍乱，停食呕吐兼夹食者，胃苓散加砂仁；渴加乌梅。

妊娠泄泻方论第二十四

夫泄泻之症，经所谓飧泻、溏泻、洞泻、濡溢泻、水谷注下是也，皆因脾胃虚弱，饥寒，饮食过度，或为风寒暑湿所伤，皆令泄泻。治须分利小便，健脾燥湿为主，若泻久而多者，当用补住，亦须随其四时寒热而调治之。

胃风汤

当归　川芎　白芍炒　人参　白术　肉桂　茯苓等分

入粟米一撮，水煎温服。治春因风冷乘虚客于肠胃，米谷不化，泄泻下注及肠鸣疼痛。

藿香正气散

方见前霍乱。依本方加减黄连、香薷，不食加神曲、山楂。

五苓散

茯苓　白术　猪苓　泽泻　山药　陈皮　苍术米泔制　砂仁炒　肉蔻面煨，去油　诃子煨，去核，各八分　官桂　炙草五分　姜一片　乌梅一个　灯心一团

水煎温服。治夏月伤暑，伏烦渴，饮水，湿泻症。

胃苓散

苍术　厚朴　陈皮　猪苓　泽泻　白芍煨　白术　茯

苓　肉桂　甘草

　　姜枣煎，空心服。治脾胃不和，腹痛泄泻，水谷不化，阴阳不分。如水泻，加滑石；暴痢赤白相杂，里急后重，去桂、姜，加木香、槟榔、黄连；久泻加升麻；胜湿加防风、升麻；食积加神曲、麦芽、山楂；气虚加参、术。

理中汤

　　人参　白术　炮姜各一钱　官桂　炙草各五分　陈皮藿香　茯苓　良姜各七分　乌梅一个

　　入姜、枣、灯心，水煎温服。寒极手足冷，脉沉细，加附子，去良姜、官桂；腹痛加厚朴、砂仁、木香；呕哕恶心加丁香、半夏，去良姜、官桂；泻不止，加苍术、山药；泻多不止，加肉蔻、诃子、附子，去良姜、官桂；汗多加黄芪，去藿香、官桂；饱闷加厚朴、砂仁，去人参、良姜、官桂，治寒泻症。

四苓散

　　茯苓　白术　猪苓　泽泻　苍术炒　山药　芍药　山栀炒　陈皮各一钱　甘草五分　灯心一团

　　水煎温服。饱闷加厚朴、砂仁，去山药；腹痛加厚朴、砂仁、木香、茴香，去白术；呕哕恶心加藿香、乌梅、莲肉、砂仁、人参；小水短赤，加木通、车前，去泽泻；口燥烦渴，加黄连、麦冬、莲肉、乌梅、干葛，去泽泻、苍术；泻多元气虚脱昏倦，加人参、黄芪，去泽泻、苍术；夏月暑湿，加香薷、扁豆；泻多烦躁，加炒黄连、人参、辰砂、乌梅，去苍术、泽泻；泻多不止，加肉蔻、乌梅、人参，去泽泻、山栀；发热脉数，加柴胡、炒黄芩、乌梅。治火泻热泻。

下痢赤白及黄水方论二十五

夫妊娠者，胞血既闭，脏腑不理，脾胃易伤，或饮食停滞，积于肠胃之间，或因暑湿伤脾，故作痢疾。湿热伤血分则赤，伤气分则白，气血俱伤则赤白相兼。黄水者，食积也，停滞于肠胃之间，冷热相搏，以致脐腹绞痛，与赤白痢杂下，所谓滞下是也。其症里急后重，频欲登厕，或下鲜血，或下瘀血，或下紫黑血，或下白脓，或赤白相杂，或下如豆汁，或如鱼脑髓，或如屋漏水。治法行气和血，开瘀散结，泻脾胃之湿热，消脏腑之积滞，清热解毒，先通，而后宜木香槟榔丸。

木香导气汤

大黄　槟榔　厚朴　白芍　黄连　朴硝　归尾　茯苓　木香

小便赤加硝石、木通，上剉一剂，水二钟，煎八分，去渣，空心热服。治痢疾初起腹痛，红白相杂，里急后重，发热噤口。

加味木香丸

黄连炒，二两　吴茱萸滚水泡，炒，二两　白豆蔻带壳面裹火煨，一钱五分　木香一钱

秘方有乳香、没药各一钱，上为末，用乌梅二两，滚水泡去核，捣和为丸，如桐子大，每服卅①丸。白痢干姜

---

① 卅（sà）：三十。

汤下，血痢甘草汤下，赤白相兼二味泡汤下，白泻米饮下。上方治痢调理之剂。

神效参香散

罂粟壳去蒂穰，醋炙　陈皮各一两　云苓　肉蔻面煨，各四钱　人参　白扁豆　木香各一钱

共为末，赤痢每九分加制黄连末一分，白痢每九分加制茱萸末一分，赤白相杂加黄连、茱萸各一分，青色黄色无加减，每用一钱，俱用米汤调下，忌生冷油腻炙烤。制黄连、茱萸。法二味各等分不剉碎，以老酒浸一宿，同一处炒燥，各为极细末，另包，听前用。

香连散

木香　黄连　莲肉各等分

为末，米汤调下。治噤口痢。

妊娠大便不通第二十六

《内经》云：肾主大便，大便难者，取足少阴。夫肾主五液，津液润则大便如常，若饥饱失节，劳役过度，损伤胃气，反食辛热厚味之物，而助火邪，伏于血中耗散真阴，津液亏少，故大便结燥。然结燥之疾不一，有热燥、有风燥、有阳结、有阴结，又有老年气血枯燥而结者，及产妇失血过多血虚而结者。既有虚实之分，不可一例治之，若概以大黄、巴豆、牵牛之类下之，元气亏损，胎亦必坠，可不慎哉？

枳壳防风汤

枳壳 防风 甘草 川芎 当归

姜枣煎服。

如圣丹

当归二两

水煎服，即下。老年虚弱，不宜妄下，但以当归润肠，肠润自下矣。

三和汤

羌活 紫苏去梗 木瓜 沉香各一钱 木香 白术 槟榔 川芎 炙草 陈皮各七分 腹皮一钱

水煎，不拘时服。治七情之气结于五脏，不能流通，以致脾胃不和，心腹胀闷，大便闭结。

六磨汤

沉香　木香　槟榔　乌药　枳壳　大黄

上各磨浓汁，合一处，重汤煮，温服之，即通，治气滞腹急，大便闭结。

蜣螂散

六七月寻粪中大蜣螂，不拘多少，用线串起，阴干，准备用时取一个，要全者，放净砖上，四面以炭火烘干，以刀从腰切断。如大便闭，用上半截，小便闭，用下半截，各为末，新汲井水调服，二便俱闭，则全用之。治大小便闭。

蜗牛膏

用蜗牛三枚，连壳捣为泥，再加麝香少许，贴脐中，以手按之，立通。

泽泻饮

泽泻　木通　桑皮　茯苓　枳壳　槟榔等分

治妊娠浮肿，大小便涩。

妊娠小便不通方论第二十七

夫小便不通，多因小肠经有热，热结甚者，以致小便不通，及有胎漏遍脬，多致此病，又或脬系子戾，名曰转胎，亦能令人小便不通，治之宜详。

导气丸

滑石　茯苓　泽泻　知母　黄柏　木通　瞿麦　山栀各一两　车前子三两

为末，面糊丸如梧桐子大，每服百丸。空心灯心葱白汤下，连进二服，次用升阳补中汤。

升阳补中汤

人参　黄芪　甘草　升麻　柴胡　陈皮　当归　白芍黄芩　川芎各等分

水煎服。

八味丸

丹皮　茯苓　泽泻　茱萸　附子　桂心　山药　地黄八两

为丸。治小便转胞。

大黄六合汤

当归　川芎　芍药　地黄　大黄等分　桃仁十个

水煎服。治小便有热不通。

茯苓六合汤

茯苓　泽泻　当归　川芎　芍药　地黄各等分

水煎服。治同前。

安胎和气饮

白术　木香　陈皮　甘草　良姜　诃子煨　陈米炒

水煎服。治大小便有热不通。

茯苓饮

赤茯苓　蜀葵子各等分

每服五钱，水钟半，煎五分，食前温服。如不通，恐转胞，加发灰少许。治妊娠小便不通。

杏仁丸

杏仁四十九个，去皮尖　滑石一钱

米糊丸如梧桐子大，每服车前子、灯心煎，酒送下。治妊娠转胞。

发灰散

方见前吐血。治妊娠五六个月，气虚不能上升，以致胎坠于下，碍其便路，大小便不通，胀急欲死者，如胎上而复下，即子悬，随用大补气血之剂。

补中汤

紫苏　升麻　黄芩　黄芪

水煎服。治子悬。

妊娠子淋方论第二十八

夫妊娠小便淋沥涩痛，欲去不去，不去又来也。盖淋闭之疾，有五气砂血膏劳也：气淋则小便涩滞，常有余沥不尽；砂淋则茎中痛，溺不得卒出，乃精气结成砂石与溺俱出，出则痛止；血淋则遇热即发，小便涩痛有血，不痛者名溺淋；膏则溺浊，如膏浮凝如脂；劳淋则遇房劳即发，痛引气冲也。大抵此症盖因恣食热物，郁遏成疾，以致脾土不能运化，精微清浊相混，故使肺金无功而道不清，或因酒后房劳，或七情郁结，以致心肾不交，水火无制，清阳不升，浊阴不降，而成天地不交之否。又云：小肠有气则小便胀，小便有血则小便涩，小便有热则小便痛。治之但当行滞清热，疏利小便，不可用补药，盖气得补则愈胀，血得补则愈涩，热得补则愈胜。又有冷气与正气相争，冷盛则寒战而淋者，治当逐散寒邪，扶正气则自平矣。

安荣饮

麦冬　通草　滑石减半　归身　灯心　甘草　川芎　细辛各等分

为末，每服三钱，麦冬汤下。一方有人参，无川芎。

导气丸

方见前小便不通。

八正散

车前子　山栀子　瞿麦　萹蓄　滑石　大黄　木通　甘草各等分

灯心煎，空服。小便淋滴频数无度，加牛膝。

地肤汤

地肤子　车前子各二两　黄芩　赤苓　赤芍　知母　枳实　升麻　通草　甘草

煎服。

石韦散

石韦　榆白皮各一两　黄芩五分　赤芍　冬葵子各五分　木通一两　生地五分

水煎，温服。

地肤饮

地肤子二两

水四升煮一升半，分作三服，男子亦可用。

冬葵散

瞿麦　桑皮　赤苓　木通　芍药　枳实　黄芩　车前子各五分

冬葵子为末每四钱。

槟榔芍药汤

槟榔　芍药　陈皮　前胡　当归　滑石　黄芩　石韦　木通等分

水煎服。

蜀葵寄生汤

蜀葵　白芍　当归　柴胡　桑寄生　茯苓　姜　葱

水煎服。治淋症致胎不安。

妊娠遗尿方论第二十九_{附无故尿水方}

夫人之凝溺，赖心肾二气之所传送，盖心与小肠为表里，肾与膀胱为表里。若心肾气亏，传送失度，及有胕寒脏冷不能约束，故有此症。

白薇散

白薇　药芍　益智仁等分

为末，每服一钱，空心酒下，或米饮下。

参芪汤

人参　炙芪　茯苓　当归　熟地　白术　陈皮各五钱　升麻　肉桂各五钱　益智仁八分　甘草三分

姜枣煎，空心服。

龙骨散

龙骨一两　蒲黄炒黑，八两

为末，酒下，每服一钱。治妊娠无故尿水。

萆薢丸

萆薢二株　青盐一两，水半盏和煮干　金毛狗脊二钱　益智盐炒，五钱　肉苁蓉　菟丝子　巴戟天　杜仲　黄芪各一两

为末，酒糊丸，空心盐汤下，或米饮。治肾气虚，小便频数。

妊娠尿血方论第三十

此症多因劳伤经络，积热在内，热乘于血，血得热则流溢，渗入于胕，故尿血也，乃膀胱所致。用黑枝水煎服之，或用小蓟、琥珀，小蓟治下焦结热血淋。因血虚而溺血者，四物加牛膝膏治之。

加减五苓散
茯苓　白术　猪苓　泽泻　阿胶　车前子　白茅根
水煎，空心服。

胎水肿满方论第三十一

肿满者多由脾胃虚弱，土不能制水，而散于四肢，所以手足面目浮肿，遂致腹胀及小便秘涩。陈无择[1]云：凡妇人宿有风寒冷热，但妊娠多脚肿，俗呼为跛脚，亦有遍身肿满，心腹极胀，名曰胎水。《产乳集》[2]云：妊娠三四月，脚趾[3]见有出黄水，谓之脚气是也，至产后方消，此又不可不审。

加味天仙藤散

天仙藤洗净，微炒　乌药　香附炒　陈皮　甘草等分
木瓜三片　紫苏三叶　当归　苍术　白术　旋覆花

夏加黄芩、茯苓、泽泻，姜枣煎，食前服。

全生白术散

白术　茯苓皮　大腹皮　生姜皮　陈皮各五钱

上为末，每服二钱，清米饮调下，不拘时服。

泽泻饮

方见前便闭。治遍身浮肿喘急，大小便秘。

防己汤

防己七钱　木香　桑白皮　紫苏各一两　枳壳　槟榔

姜四片

水一钟，煎七分。治脾虚身浮肿，心腹胀痛促喘，大小便不利。

鲤鱼汤

当归　白芍　陈皮各一钱　茯苓四分　白术五分　姜七片

用鲤鱼一尾，去肠煮熟，去鱼，每药四钱，用鱼汤碗半，煎七分，空心服。小便利，肿自消。

渗湿汤

白术　茯苓　桑白皮　葶苈　郁李仁各一两

上剉一剂，水六升，煎二升，作二服，小便利即瘥。治妊娠遍身浮肿。

白术茯苓汤

茯苓　桑皮　白术各二钱　滑石　砂仁各一钱　大腹皮　甘草各五分　苏梗二钱

水煎，食前服。治症同前。

腹内钟鸣方论第三十二

夫妊娠九个月十个月内，血虚胎热，小儿在腹内发声啼哭或鸣，此胎气不和也，以固胎饮主之。

固胎饮

归身　白芍　白术　川芎　熟地　黄芩　人参减半　大腹皮　紫苏等分　砂仁减　甘草三分　艾叶五片　灯心七根

水煎，食前服。独圣丹用黄连煎汁缓缓呷之即安。

孕痈方论第三十三

诸疮皆属心火，盖主血而行气，气血凝滞则为痈疽也。痈者，壅也，大而高起，属乎阳，六腑之气所生也，其脉浮数。疽者，沮也，平而内发，属乎阴，五脏之气所成也，其脉亦浮数。于败毒之剂必兼托里，以免毒气内攻，以致胎堕而母不可救，且固胎宜温，败毒宜凉，用药之际不可不慎。

荆芥防败毒散

荆芥　防风　羌活　独活　前胡　柴胡　川芎　桔梗
茯苓　枳壳各一钱　甘草五分

姜水煎服，寒甚加葱白。

乌胶散

乌药五钱　牛皮胶一小块

水一钟煎七分，温服。

神功散

川乌泡，去皮尖　黄柏炙，去粗皮，各等分

上为细末，用唾调成膏，敷患处，留顶候药干，用米泔水时常润湿，每日敷一次。如疮已溃烂，此用怀枝艾叶煎汤，将疮洗净，用绢帛展干，以香油润患处，将药涂于纸上，仍留一孔，露出顶来，干则仍以米泔水润之，药一日一换。

千金内托散

黄芪炙　人参　当归各二钱　川芎　防风　桔梗　白芷　厚朴姜炒　甘草　蒲桂各一钱　加二花亦可

上为末，每服三钱，无灰酒调下，不饮酒，木香汤调下。或都作一剂，用酒煎服尤佳。痈疽肿痛，倍白芷；不肿痛，倍官桂；不进饮食，加砂仁、香附；痛甚加乳香、没药；水不干加知母、贝母；疮不破加皂刺；咳加陈皮、半夏汤，泡七次杏仁、姜五片；大便闭加枳壳、大黄；小便涩加麦冬、车前子、木通、灯心。

芙蓉膏

芙蓉叶　黄荆子

为末，用鸡子清调擦患处，留顶如烟雾起立。瘥。此方用在未溃之先，或将溃之际。

洪宝丹

赤芍三钱　白芷　玉金　天花粉各二钱

为末，蜜调敷患处。

妊娠不语方论第三十四

经云：妊娠临产，胞之经脉绝也，胞络系于肾，少阴之脉贯肾，系舌本，故不能言。临产之期间有此症，但服保胎丸，分娩后自然能言。

千金保胎丸

归身 熟地姜炒 阿胶炒 修芩炒 川断酒洗 香附酒、醋、童便、盐水各浸三日 益母草 陈皮各一两 艾叶醋炒 川芎一两 砂仁炒，五钱 白术土炒 杜仲姜炒，各四两红枣煮去皮核

上为末，枣肉为丸，如梧桐子大，每服百丸，空心米汤送下。

妊娠伤食方论第三十五

夫脾者，阴气也。静则神藏，燥则神妄，饮食自倍，肠胃乃伤，无务于多，贵在能节，所以保和而遂颐养也。若贪多过食，脾虚运化不及，停于胸腹，饱闷恶心，恶食不食，嗳气作酸，下泄臭屁，或腹痛吐泻，重则发热头痛，皆其症也。若伤食挟外感者，用行气香苏散治之。

行气香苏散

紫苏　香附醋炒　麻黄各一钱　柴胡　陈皮　乌药　川芎　羌活　枳壳　苍术各八分　甘草三分　姜三片

水煎服。外感风寒加葱白三根，伤食加神曲、山楂各一两。

藿香正气散

方见前霍乱门。治中汤加炒砂仁。

丁附治中汤

人参五分　白术　干姜　陈皮　青皮　丁香各□钱　甘草五分　附子三分

水煎服。

脏躁悲伤方论第三十六

儿悲伤欲哭，象如神灵鬼祟者，皆脏躁悲伤之候也，为所欲不遂而生。

大枣汤

红枣十枚　甘草三两　小麦一升

水煎服。

又方，用红枣烧灰存性，为末，调服。

临月滑胎方论第三十七

滑胎之说，多因妇人怀胎太粗①，或日月太过，令子肥大，以致难产，或前已经难产，人皆恐怖，故成此症。此二方一抑阳一助阴，使无偏胜，滑胎易产，临月，二药间服。

滑胎枳壳散

商州枳壳二两　甘草一两

为细末，每服一钱，空心白汤下。

助阴内补丸

熟地二两　当归二两

为末，炼蜜为丸，如梧桐子大，每服或二十丸或四十丸，空心温酒下，或米饮下。

---

① 粗：鲁莽。

临产论第三十八

《产保录》①云：妊娠欲产，腹虽痛而腰不痛者，未产也。令人房内扶持行走，若举步艰难，即凭物而立，须臾又扶策②徐行，直至腰腹阵痛，眼中如见火光，此是胎离肾经，儿逼产门，方可坐草③。务要产妇用力停匀，及令稳婆任细扶持，切不可轻易动手，频探试水，及张皇喧闹，令产妇惊恐。若产妇用力疲乏，可与稀粥少许食之，如不饥渴，亦不必强食，若是耽迟未产，可煨锁匙一个于火炉中，盖亦厌禳之法也，宜服顺气和血催生之药。

益母丸即返魂丹

益母草即野天麻，忌铁器

采叶子花，阴干，用石杵捣为末，炼蜜为丸，如弹子大，每服以酒化下，附录益母引。经水不调，小肠光痛，乃寒气所致，用艾叶汤送下。经闭日久不行，咳嗽发热，加之腹痛，腹内有块，用红花一钱，苏子一钱，麦仁七个去皮尖，煎汤送下，加黄酒一大钟。如一服不效，加炒盐汤下。

经脉或前或后，其色或淡或黑，用黄酒童便下，临期而服，遇止妊孕之后，不拘时。忽然见经，名为胎漏，用

---

① 《产保录》：疑作《产宝方》。《产宝方》乃末梁时节度巡官昝殷所撰。

② 扶策：搀扶；支撑。

③ 坐草：妇女临产；分娩。

当归一钱，煎汤下。三五个月分娩，名为小产，是气血两虚，加之轻重所致，用黄酒童便下，多服为妙。五六个月，忽然腹内孩声啼哭，是强抱高坠所致，用豆子一把，撒地，拾完即止。分娩后黄酒童便下，安神，百病不生。产后血晕，眼黑，不省人事，是热血冲心，用陈粽灰一钱送即愈。月中流血不止，名为血崩，用粽米汤下。产后发热，是瘀不尽，黄酒童便下。若频痛，加卜荷汤下。月中痢疾，小米汤，心中满闷，不思饮食，加之肚腹膨胀，罗蔔汤下，多饮为妙。小肚刺痛，是小便中风，用煨姜一钱，为末，黄酒滚过服，再用艾叶二把，切碎放火盆内熏烟，令产妇脱去中衣，骑盆上，用棉被围住全身，只留头在外，待微出汗即愈。衣胞①不下乃难产，胎死腹中，满身痛，用盐汤下。产后喘气咳嗽，恶心吐酸水，面目浮肿，两胁疼，黄酒下。月中下淋用陈皮、草帽煎汤下。大小便不通，小米汤下。临产水泡已破，三五日不下，黄酒童便下，再将本妇名译写纸上，化灰随药下。怀胎之后，偶有风颠言语，是胎气所致，黄酒童便下。产后腰腿疼，是下元虚寒，用牛膝、桂枝、小茴一钱、苁蓉一钱，黄酒下，忌生冷木耳。产后不省人事，眼黑耳鸣，当归、荆芥二钱，煎汤加黄酒童便下。红白带下，鼻孔出血是劳役所致，黄酒童便下。干血劳日深难治，用当归一钱，黄酒汤下，不时饮韭菜汁尤妙。月中咳嗽不止，干瘦，是虚火冲

---

① 衣胞：原作"衣包"，衣胞指在分娩胎儿之后，由子宫排出的胎盘和胎膜。

肺，麦冬、山药、茱萸、熟地、黄酒煎汤，一日一丸，以愈为度。喘咳嗽吐痰，日夜不止，用尾松斗余，阴干研末，面糊为丸，如桐子大，每服三钱，煎韭菜水送下。产后阴户肿，茱萸煎水频洗，自效。产后交骨不闭，是气虚而血不能运转，黄酒童便下。胎衣不下，将自己头发衔口中，呕吐即愈。月中面目浮肿，是气血虚弱，黄酒童便加当归、陈皮、香附各一钱，煎汤送下，月余全愈。妊孕之后，忽得伤寒，先用井底泥、伏龙肝，研细末，匀抹脐上，不用益母丸，当归、白芍各一钱，水煎服。妊孕三五个月，忽然言语不出，不必着急，是胎气所致，分娩后用当归、川芎、熟地、白芍各一钱，煎服，自愈。阴门坠茄，名为荔病，黄酒下，产后便送益母丸一粒，再用枯木、儿严草，生放水中，煎水洗之，自效。胎后忽然坠下如猪肝一片，其人渐渐面黄体倦，用十全大补汤：人参、黄芪、白芍、肉桂、川芎、熟地、当归、白术、茯苓各一钱，炙草五分，姜三片，枣二枚，煎八分，温服。血气不足，结肿成脓者，宜陈皮、香附、半夏、连翘各等分，服之自消。产后下泻、出汗无时，用苏子、大麻子去皮，研细末，再用水一钟，分三次煮粥食之，再用益母丸三粒，俱黄酒下。产后牙关紧闭，二目直视，用干姜一钱炒黑色，煎一大钟，入童便服。破血草加玄胡索、当归、十风药根、红花各二钱。

临月达生方论第三十九

夫人之所禀有强弱之不齐，不可一例论也。如强者不需服药扶持，而自无病，犹巨富之家，虽有所费，而用度仍不缺也，其弱者必须服药，而始无病，犹贫穷之人，即稍有所费，而日食已不给矣。达生之说，即孺子不能自行，而提携之意也。

达生散

方见前胎死。

达生汤

当归一钱半　川芎六分　益母草一钱　车前子五分　冬葵子　白术各一钱　大腹皮滚水洗，四分　牛膝酒浸，六分　枳壳炒五分　甘草三分　木香不见火三分　生姜一大片

水煎，食远温服。腹痛加白芷、沉香。

便产八物汤

当归三钱　川芎　紫苏各一钱　枳壳二分　甘草四分　腹皮　滑石各一钱　香附二钱

水煎，食远服。

治水无忧散

益母草二钱　急性子四钱　枳壳　生地　紫苏子　白芍　肉桂一钱　当归四钱　川芎　陈皮各一钱　甘草八分　鲤鱼一个

作二服，每服水三碗，煎二碗，每碗入好醋几茶匙，

乌金丸二粒。如死胎不下，急取无根水，再药渣连进，自下。

束胎丸

黄芩酒炒　白术二两　陈皮三两　茯苓七钱半

为末粥丸，如桐子大，空心每服三四十丸，白酒下。黄芩春秋七钱，夏一两，冬五钱，妊娠素强者服之。

束胎饮

白术一钱　当归一钱　人参　陈皮　紫苏　益母草各五分　腹皮洗三次，三钱　姜三片　葱五根　嫩杨叶十个

春加防风、川芎，秋加见夕，夏加黄连、五味子，冬加砂仁。

产难论第四十

夫难产之由有六：一则，妇人以血为本，惟气顺则血顺，胎气安而后生理和然。富贵之家保息产母，惟恐运动，羞于出入，专一坐卧，独不思气，闭固舒快，血即凝聚而不流畅矣，胎亦不能运转，以致生理不和，临产必难，甚至闷绝，可预料也。何以知之？如贫者日夕劳苦，血气舒畅，生育甚易，何依乎药，则知孕妇之宜运动明矣。二则，妊娠已经六七月，胎形已具，而人不知禁忌，恣意交合，嗜欲不节，使败精淤血聚于胞中，其难产必矣。所以小儿头上有白膜一片，滞腻如胶，强名曰戴白。又有小儿身上有青有黑，强名曰宿痣。皆因妊娠交合之所致也。此不特治，母病，其子亦生，浸淫赤烂疮疡，久而不瘥，可不谨乎？三则，临觉太早，大小扬挥，或信卜筮，或惑鬼祟，多方恐畏，致令产母心弱神恐，忧怯怖惧，又被闲杂妇人喧闹，孝服秽浊冲犯，若不预先杜绝，临产必难，何以验之？不观之偷香，不正之流，私产婴儿，子母俱安，其理可见矣。四则，临产腹痛，或作或止，名曰弄痛。稳婆不候时至，频探视水，倘胞浆先破，风飒产门，血气干涩，生产必难。五则，直候痛极，眼中如见火光，此是儿逼产门，方可坐草，若坐草太早，儿在腹中转侧亦难，再用力逼遂，有逆产横产之患，或扶持之人抱腰太重，坐立倾侧，以致子死腹中，其产难必矣。六则，当枯暑时，宜居日色远处，以防血晕、血迷、血溢妄行之症。如严寒时，宜居暖处，密门缝隙尽塞，内外种火，令暖气如春，下部衣服不可去绵，方免胎寒血滞，反此则产难必矣。若于未产之时，先临产之际，谨慎堤防，善于调护，以免有失，可不慎哉？

杨子建①《十产论》第四十一

夫临产之际，母子二命悬于毫发，若能预知十产症候，永无伤损。但世所虑者，惟取生之人，名曰稳婆。少有精良妙手，多致倾命，余因伤痛而备言之。

一曰正产。正产者，怀胎十月，阴阳气足，忽然作阵疼痛，胎至谷道，浆破血下，儿即正产。

二曰伤产。伤产者，怀胎未足月，有所伤动，以致忽然脐腹疼痛，或服催生药过早，或产母努力太早，逼儿错路，不能正生。凡分娩，须待儿身转顺，头对产门，努力一送，儿即正下。

三曰催产。催产者，预产时儿头至产门，方可服药催之，或经日久，产母困倦难生，宜服药以助其血气，令儿速生。

四曰冻产。冻产者，天气寒冷，产母血气迟滞，儿不能速生，故衣裳宜厚，产室宜暖，背心宜温和，则儿宜生。

五曰热产。热产者，盛暑之月，产妇当温凉得宜，热甚则产母头痛，面赤昏晕，若室人众，热气蒸逼，亦致血晕，若夏月风凉雨阴，宜当谨避。

六曰横生。横生者，儿方转身，产母用力逼之，故也。凡产母当令仰卧，稳婆先推儿身，顺正，头对产门，

---

① 杨子建：生卒年不详，字康候，号退修，北宋时青神县（今四川眉山市青神县）人，著名妇产科专家。

以中指探其肩，不令脐带羁扳，方用药催之，继以产母努力，儿即生。

七曰倒产。倒产者，儿未能转身，产母努力，故也。当令产母仰卧，稳婆推入，候儿自顺，若良久不生，令稳婆手入产户，一边拨儿转顺产门，却服催生药，并努即生。

八曰偏生。偏生者，儿面身未顺生路，产母努力逼儿，头偏一边，产虽露顶，非顶也，乃额角耳，当令产母仰卧，稳婆轻手正其头向产门，却令产母努力，子即下。若儿顶后骨，偏在谷道，露额，令稳婆将棉衣炙暖裹手，于谷道外傍，轻手推正，令产母努力，儿即下。

九曰凝产。凝产者，盖儿身已顺，门路已正，儿头露，因儿转身，脐带绊其肩，以致不能生出，令产母仰卧，稳婆轻推儿向上，以中指按儿肩脱脐带，仍令儿身顺正，产母努力，儿即生。

十曰坐产。坐产者，儿之欲生，当从高处牢系手巾一条，令产母砥同眠，以手攀之，轻轻屈坐，令儿生下，不可坐砥儿生路。

盘肠产四十二

盘肠产者，每产则子肠先出，然后产子，产子之后其肠不收。令稳婆以醋半盏、酒半盏调匀，嗅然噀产妇面，每噀一缩，三噀三缩，其肠悉收，或以棉纸燃，用麻油润透，点灯吹灭，熏产妇，鼻出即收，或以蓖麻子十四粒去壳，捣如羔，贴产妇头顶中心，其肠即收，遂去其药。

催生方论四十三

尝闻五行论命，以年月日时，相值相生，以推人之贵贱，其最要者，时也，故得其时则终身富贵，失其时则终身贫贱，然其所生之时而可催乎？殊不知有生产之难，若劳力困乏，久而不产，必须用药催之以救命，又何暇论其时也？《产保录》云：难产者，内宜用药，外法多方，救疗众免有失而已。

益母丸

方见前临

达生散

方见前胎死

达生汤

方见前达生

治水无忧散

方见前达生

益母丹

秘传龙脱散

蝉蜕烧存性，一两　滑石五钱　冬葵子炒，一两　血余

共为细末，每服一钱，顺流水煎汤调下，勿用盐汤。

催生止痛饮

桂枝五钱　归尾五钱　甘草一钱　川芎三钱

酒一钟，童便一钟，煎服。

日月饼

用杏仁一个，和皮劈开，作两片，写日月二字，复合，用菜叶包住，以酒吞下。

催生汤

苍术二两　枳壳　桔梗　陈皮　白芍　白术　当归各一两　茯苓　杏仁五钱　川芎一两　肉桂　半夏　甘草麻黄　干姜　厚朴　木香各五钱

每服五钱，姜枣顺流水煎服，隆冬之月宜此。

加味五苓散

茯苓　白术　猪苓　泽泻　桂心　冬葵子　灯心各等分

葱白水煎服，盛夏之时宜此。

催生立应散

车前子　当归各一两　冬葵子　白芷各三钱　牛膝大腹皮　枳壳　川芎各二钱　白芍一钱

水煎，入酒少许服。

催生丹

母云香另研，一钱　乳香另研，一钱　麝香另研，一钱腊月兔脑髓去皮研如泥

上为末，以兔脑和为丸，如鸡头子大，辰砂一钱为衣，阴干用瓷罐盛之，蜡封口，每服一丸，温服送下，即产。男左女右，手握出其丸。

三合催生汤

当归二钱　腹皮五钱　川芎一钱半　枳壳一钱　紫苏八分　甘草三分

水煎服。

香桂散

白芷　肉桂　麝香各三分

共为末，童便酒调下，即产。

济生汤

当归二钱　川芎三钱　麝香一钱半　枳壳炒，二钱　苏叶八分　甘草七分　腹皮姜汁炒，一钱半　白芷一钱

水煎服。

安产室第四十四

夫胎前十月之内，保护多端，至于临盆之际，乌容造次，必须防之于未患之先，方能完全于既事之后。一觉欲产，即将产母所常着之衣脱之，以罩灶口，则无难产之患，令稳婆、扶持人等勿张皇喧闹，则产母心神不惊，而又户牖紧闭，隙尽塞，则风邪无自而入，然后以牛皮一张，铺之于地，而令产母坐草于其上，一则免污秽之着地，一则免地气之上侵，且婴儿既产之后，若胞衣未下，产母未免坐守，斯时产户未闭，一为风寒所侵，血即凝滞而不行矣，若败血结在腹则腹痛，冲于心则心痛，然随气运转住于腰则腰痛，流于四肢则四肢痛，甚至筋脉挛急，口噤不语，角弓反张，血分头痛，皆其症也，而他疾不旋踵而生矣。兹于皮上坐草，则地气不能上浸产户，兼以谨避风寒，则风邪不得乘虚而入，再加调养禁忌之合宜，可保产后之无虞矣。至于坐草之地，及产妇所向之方，如太岁与恶杀之所在，亦宜延避，不可不知。

妊娠分别男女脉法及十月保胎法_{付录}

经云：阴搏阳别，谓之有子。此乃气血调和，阳施阴化也。王氏①云：脉平而虚者，乳子法也。诊其脉，其手少阴脉动甚者，妊子也。少阴心脉也，心主血脉，又肾为胞门子户，大抵少阴之经在手属心，在足属肾，肾主乎尺，尺中之脉按之不绝者，法妊娠也。《难经》云：女子以系胞三部脉，浮、沉、正等按之，无绝者，有妊娠也。所谓妊者，阳既受胎阴妊之也，娠则以时而动，故曰妊娠也。妊娠初时，寸脉微小，呼吸五。至三月，尺脉而数也，脉滑疾重，以手按之，散者，胎已三月也；脉重，手按之不散，但疾不滑者，五月也。妇人妊娠四，欲知男女法，左疾为男，右疾为女，俱疾为生二子。又法，得太阴脉为男子，得太阳脉为女子，太阴脉沉，太阳脉浮。又法，左手脉沉实为男，右手脉浮大为女，左右手俱沉实，猥②生二男，左右手俱浮大，猥生二女。又法，尺脉左偏大为男，右偏大为女，左右俱大产二子，大者如实状；又法，左右尺俱浮为产二男，不而则女作男生，左右尺俱沉为产二女，不而则男作女生。又法，遗妊妇面南行，遂后呼之，左延首是男，右延首是女。又法，妇人妊娠，其妇左乳房有核为男，右乳房有核为女。妇人怀娠离经，其脉浮，设腹痛引腰脊，为今欲生也，但离经者，不病

---

① 王氏：指王叔和（201—280年），名熙，魏晋间医学家。

② 猥：许多，众多。在此指可能性大。

也。有法，妇人欲生，其脉离经者，夜半觉来，日中则生也。

妇人受孕一月，名胚胎，精气凝也。一点精华如草露珠，然未有宫罗足厥阴脉养之，盖春为四时之首，所以十二经之养胎，必以肝为始也，是月寄于裙户之所，尚未入腹内，或聚或散，宜服罩胎散。

罩胎散

当归　白芍各三钱　枳壳四钱　砂仁　川芎各二钱　甘草八分

右剉散为末。大剂浓煎，空心服。治妊娠禀气弱，及病后受胎，六脉浮紧者。

鸡术散

乌雌鸡一只，炙如常食法　白术　茯苓　人参各二两　麦冬五钱　阿胶二两　吴茱萸一两　白芍　生姜

上十味，㕮咀，水一斗二升，煮鸡，取汁六升，去鸡，下药煎，取三升纳酒，三升并胶烊尽，取三升放温，每服一升，日三服，此滋养胎元，调气养血之剂。妊娠曾于一个月堕胎者，八月欲服此药治之。然堕胎者气不固也，宜艾附丸。用净香附、艾、当归，醋浸一宿，用醋煮烂，焙干为末，醋糊丸。

补胎汤

人参　防风　细辛　乌药　白术　熟地　麦冬各三两　吴子五分　姜三片

水煎服。寒者加细辛、茱萸；渴者去细辛，加瓜蒌

仁；有所思者去麦冬，加柏子仁。

妊娠居经，若寒多则胎不成，热多则胎痿不长。若中风，寒有所摇动，心满，脐下胀急，腰背强痛，乍寒乍热，宜艾附汤。

艾附汤

人参　香附　艾叶　麻黄　丹参各二两　阿胶三两　姜五片　枣三枚

酒水煎，食前服。

妊娠二月，名始膏。足少阳胆脉养之，此时血不流行，形象始化，如桃花分蕊，在母北极，离阴户六寸，其胎入腹，未入衣裹，虚弱之人若伤触胎气，则头眩眼花，恶心呕吐，不思饮食，宜安①胎和气散。

安胎和气散

黄芩　苍术　砂仁　桔梗　藿香　陈皮　益智各三钱　枳壳三钱　厚朴三钱　柴胡　甘草　小茴各一钱半

水煎，空心服。

妊娠曾于第二月堕胎者，入月预服黄芩汤，则荣卫调和，胎气安固，盖血虚不能养胎，气虚下陷不能托胎，所以胎堕也，预服此药可保无虞乎。

黄芩汤

黄芩　阿胶　生地　当归各一两　吴茱萸一钱　乌梅一个　姜三片

---

① 安：据文义补，下同。

水煎服。

艾叶汤

人参　当归　艾叶　甘草　麻黄　丹参各一两　阿胶珠炒，二两

每用一两，姜五片，枣三枚，酒水各一钟煎，前服。

三月始，定形如蚕茧，一头大一头小，渐长渐圆，未入宫罗，已至脐下，有裹其形，薄薄包之，手厥阴心经脉养之，阳神为三魂。若妊娠虚弱，则胎气不安，恶腥呕吐，或触动胎气，兼感时气，寒热相兼者，以安胎和气散主之，随症加减。疟加青皮、草果，不可用常山；咳嗽加杏仁、五味；热不退加柴胡、黄芩；气喘气急者，加沉香，另研入药内服，不可同煎。妊娠有热则小便赤，有寒则大便青，若有惊悸则腰背痛，宜服雄鸡汤。胎冷常堕者，宜服紫英丹。

紫英丹

紫石英　卷柏　钟乳粉　阳起石　五味子　蠮螉　牛膝　禹余粮　粉丹皮　桑寄生　蛇床子　上匣桂　大熟地鹿角

共为末，炼蜜丸。

妊娠曾于三个月堕胎者，入月宜服茯神散。

茯神散

丹皮一两　熟地　人参　阿胶炒　当归　甘草炙，各二两　赤小豆炒，一合　茯神一两　枣三枚

水煎服。腰痛加桑寄生二两。一方有龙骨无熟地。

乌鸡丸

即前鸡术散，去吴萸，加甘草、黄芩、大枣。

四月，胎始受水精，以成血脉，手少阳三焦经养之，入宫罗之室，自衣里渐至丹田之所，形象已具，阴灵为七魄，忌食獐兔毒物。是月若有寒，心中欲吐，胸满不食，若有热，小便频数如淋状，中风冷，头项强痛，寒热不，烦闷不安，宜服菊花汤。

菊花汤

当归　人参　麦冬　麻黄　半夏　阿胶各一两　菊花五钱　姜三片　枣十二枚

煎服。麻黄、半夏能损胎，非风寒项强者减用之。

活胎和气散

枳壳四钱　厚朴　香附　砂仁　苍术　陈皮去白，各二钱　苏叶一钱　甘草九分　小茴

作三剂服，水煎，食前服。治四五个月身体困倦，气急发热，饮食无味，贪睡头晕，四肢酸软。

妊娠曾于四个月堕胎，预服调中汤。

调中汤

白芍　白芷　柴胡　甘草炙　乌梅　续断　当归　枳实　厚朴　甘李根皮羸人去之，各等分

姜水煎，空心服。

寄生丸

当归　茯苓　柴胡　甘草　厚朴　枳实　人参　桑寄

生　大蓟

共为末，炼蜜为丸。治胎瘦不长。

五月，胎形成，男女定，宫室之内，其胎安稳，受火精以成，其气筋骨成，足太阴脾脉养之。五行分五脏也，诊其脉数者，以向怀脉紧者，必胞阻。脉迟者，心腹满喘；脉浮者，必水怀为肿。妊娠五月，若有热则头眩心乱，呕吐，有寒则腹痛，小便难，小腹胀，惊恐胎动，宜旋覆花汤。

旋覆花汤

当归　人参　黄芩　麦冬　吴萸　赤芍　阿胶炒，各一两　姜三片

酒水煎，空心服。一方有旋覆花、炙草、黄芪，无黄芩。

瘦胎饮

当归二钱　白芍　益母草　枳壳各四钱　砂仁　香附益智各三钱　甘草

水煎，空心服，治妊娠困弱，腹重，贪睡，饮食无味。

腹中膨胀，胎微动者，六个月亦宜服安中汤。

安中汤

甘草　白芍　当归　人参　熟地　五味各五钱　川芎生姜　黄芩各一两　麦冬　大枣二十五枚

水七升，煎五升，分四服，日进一服，忌海藻、菘菜。

六月，男魂降，动其左，女魂降，动其右，受金精以成，筋、毛发始生水，按着六律定六腑，足阳明胃脉养之。在脐中渐渐浮动，如鱼食水一般，若猝有惊悸，寒热往来，腹痛如欲产，满体浮肿，宜服麦冬汤。

麦冬汤

麦冬　人参　甘草　黄芩各一两　熟地　阿胶蛤粉炒，各二两　姜五片　枣三枚

酒水煎，食前服。

妊娠曾于六个月堕胎者，入月预服保和汤。

保和汤

柴胡　川芎　麦冬　白术　熟地各一两　肉苁蓉酒浸焙，一两

分四剂，枣引水煎，空心服。一云有白芍，名柴胡散。

旋覆汤

旋覆花一两　半夏　白芍　生姜各二两　白术　茯苓　黄芩　枳壳　厚朴各一两

水煎服。

七月，男向左胁动，女向右胁动，受水精以成骨，手太阴肺脉养之。肺主皮毛，斯时儿皮已成，开窍通明，亦有降生者，诊其脉，实大而牢强者生，沉细者死。若暴下血水斗余，其胎必堕，谓其孤浆预下也，惊恐、动摇、腹疼、手足冷。若伤寒发热，腹痛气短，喘急头痛，宜服葱白汤。

葱白汤

黄芩　半夏　人参　黄芪　当归各一两　阿胶炒，二两
甘草　麦冬　覆花各五钱

每服四钱，姜三片，葱白三寸，水酒各半钟煎，空心服。

知母补胎饮

知母三钱　苏叶三钱　枳壳四钱　益母草　黄芩　滑石　香附各三钱　甘草一钱

水煎服。治妊娠七八月，胎动重如石、行步艰难、脾胃虚弱。时有气急冲心，胸前胀满咳嗽，胎气不和，曰子悬。

妊娠曾于七个月堕胎者，入月预服紫菀散。

紫菀散

杏仁去皮尖　钟乳石　紫菀　甘草炙　干姜　五味子
麦冬　粳米各等分

水煎服。一方有吴萸，名杏仁汤。

八月，始受土精，以成肤华，手阳明脉养之，手阳明者大肠之脉。大肠主九窍，斯时儿九窍成，元神具降之，真灵令母心闷，烦躁困弱，饮食无味，此胎气不和伤脾也，宜和脾平胃散。若忽中风寒，身体疼痛，乍寒乍热，胎动不安，头眩腹痛，小便白浊，漏下，腰背强痛，目视无光，宜芍药汤。八个月脉实大，牢强强紧者，生沉细者，死。

和气平胃散

厚朴　黄连　猪苓　泽泻　地榆各五钱　苍术　白术　柴胡　生麻　豆蔻　陈皮各四钱　甘草一钱

水煎，空心服。

芍药汤

厚朴　甘草　当归　白术各二两　人参　白芍各一两　薤白一升　姜三片　葱白七寸

水煎服。

妊娠于八个月堕胎者，入月宜预服白术散。

白术散

白术　白芍　柴胡　葵子　甘草　厚朴各二两

到三剂，姜枣煎服。一方有人参、当归，名曰葵子汤。

九个月，胎受石精，以成毛发，主转身，足少阴肾脉养之，宫室罗布亦定，生之，人也，目有光、鼻有气、耳有闻、口知味，各道俱全，左右两胁大动。若猝得下利，腹满胀急，胎上冲心，腰背不可转侧，气短满闷，宜半夏汤。如九欲产，忽然肚痛，先行其水，婴儿不降，为妊娠误食热毒之物，致胎不顺，宜服保生如圣散。

保生如圣散

益母草二两　枳壳一两　当归弱者多用　砂仁　白芍各四钱　益智仁三钱　陈艾一钱　甘草六分

作二剂，水煎，不拘时服。

半夏汤

半夏　麦冬各五两　吴萸　当归　阿胶各六钱　干姜一
两　枣十枚

蜜水煎服。

妊娠曾于九个月堕胎者，入月预服白茯散。

白茯散

茯苓　桑寄生　熟地　白术　川芎　麦冬　人参各一
两　干姜五钱　附子一个　大豆三合　猪腰肾一对，切开去膜

用水一碗，入黑豆同煮，取汁一钟半，入药煎一钟，
食前分为二付服之。

十个月，胎形满足，四肢开，骨隙缝俱开，方许降
生，人神皆备，故也。婴儿降生，莫令在地，即以包袱抱
裹谨密，勿为贼风所吹。孕月满，无他症，服治水无忧
散，以顺胎恐，有横生逆产之厄，其功效不能述。

方见前达生。

校注后记

一、《黄氏女科》考略

目前所藏的《黄氏女科》是手抄本，长 21cm，宽 14cm。封面的左上角有破损，只能见到"女科"字样，第二封面可清晰见到书名"黄氏女科"。全书分为"黄氏女科秘述序"、"又序"、目录、正文、附录五个部分，以楷体誊写，每行约 23 字。正文自"总论第一"至"安产室第四十四"共 44 篇，每篇内容完整。附录为"妊娠分别男女脉法及十月保胎法"，附录内容见至妊娠十月，胎形满足之时的保胎方法。可见全书内容保存完整，据收藏者表述，此书在保存传承过程中曾遗失最后一页，故推测，遗失的一页仅为封底页。

从藏书源头考查，《黄氏女科》原为河南许昌鄢陵县彭祖店一位民间中医轩辕文德于 20 世纪五六十年代时意外得到，如获至宝。文德先生本擅女科，依据书中所载方药，屡获效验，治人无数。先生故后，将《黄氏女科》传于子轩辕鸿瑞，鸿瑞又将此书赠予同擅妇科的姨父瞿群礼，《黄氏女科》如今由瞿群礼之子福建医科大学瞿书铭老师保存收藏。对于其内容、版本和馆藏情况，在《中国中医古籍总目》《中国分省医籍考》《中医古籍珍本提要》《中国医籍考》《新安医籍考》等目录学著作中，在《新安文献志》《歙县志》等史志资料中，均未查找到任何相关记载。可见《黄氏女科》为未刊行的医著。

　　《黄氏女科》篇首记有完整的"黄氏女科秘述序"及"又序"。"秘述序"开篇即言"黄氏女科者，歙东老医黄东坞先生所传之书也"，然笔者并未查阅到记载黄东坞的任何文献资料。由"又序"末"弘治甲子春歙东黄彦荣书"可知此"又序"为歙县人黄彦荣所作，此本成于明弘治十七年（1504）。查阅《徽州人物志》可知，黄彦荣，号东坞，明代歙县黄家坞人，其先人昌，号德斋，以医授本郡医学录，彦荣亦以医鸣，辑有《医学启蒙》《胎产节要》。子玺，号抱真，继医业，有义行，尝抚育孤寡侄，裔孙纲，号菊潭，亦以医鸣。由此可知，黄彦荣确为明代歙县人，且数代均以医为业，并重女科，可惜却未查见有关《医学启蒙》与《胎产节要》这两部医著的相关目录学版本学记载。该书"又序"中指出"昔宋嘉祐中医博齐孝友先生，得异人之传《女人方脉秘论》，为当时医家所推重，而其传亦不轻以告人"。《新安名医考》有记"黄孝友，明歙县人，对妇科颇精，系明代新安名医"，《新安医学》亦认为黄孝友为明代歙县妇科名医，这与序中所说孝友为宋嘉祐时人不符，待考。而后"传至元一先生，三复详明彚成一帙，名曰《黄氏女科》"。传至元一先生时，三易其稿及补充内容，才将此书名命为《黄氏女科》。彦荣时，由于文字损坏，遂其"搜辑序，例分方辟门析类，先胎前，次产后，次经水，次众疾，总为四门，门各有类，类各有论。其间讹舛者效正之，阙畧者增补之，以全其书"。《黄氏女科》至彦荣时，已"经世殆百年矣"，由于历时久远，加上虫蛀损坏，已影响该书的阅读，于是彦荣增缺补漏，修正讹误，将内容分门别类而最终成书。"秘述序"直言"黄氏女科者"，且仅指出《黄氏女科》是黄东坞先生所传，并非其所著所编，而此书自元一先生时才定名《黄氏女科》，故推测黄东坞生活时代在元一先生后。"又序"将此书的来源、流传、命名、完善的过程悉数交代，可见"又序"是对"秘述序"的补充说明。彦荣"不敢自私，愿诸同心，以博施济众庶几，无负异人之传，亦以天地好生之心也"，终成今日我们所见之《黄氏女科》。

"秘述序"和"又序"中两次提及"歙东"，歙东当指歙县东部，歙县隶属于安徽省黄山市，属新安地。安徽徽州地区，古称新安郡，所辖歙县、休宁、绩溪、祁门、黟县、婺源6县（婺源县在1949年划属江西），因祁门县之新安山而得名，可见新安是一个地域范围的总称。在新安地域产生和发展起来的系统的具有特色的医学理论、医学著作、医学家和医学经验被世人称为"新安医学"或"新安医学派"。新安医学肇始于晋，形成于宋，鼎盛于明清，流传至今而不衰，以历史悠久、医家众多、医著宏富著称于世，是我国传统底蕴深厚、徽学特色明显、学术成就突出、历史影响深远的地域性中医学术流派。东坞、孝友、彦荣均是黄姓歙县人，同擅妇科。新安医学有一著名的妇科医学世家——歙县"黄氏妇科"，特此前往歙县拜访了"黄氏妇科"第25代传承人黄孝周，黄孝周先生在阅览《黄氏女科》后，认为该书曾是黄氏家传医著，黄东坞与黄彦荣均为黄氏旁支，同擅妇科，黄彦荣所撰《医学启蒙》与《胎产节要》均未刊印，传子玺，目前黄氏家中所传妇科医著亦为抄本，抄录于中华民国时期。由此，基本认定《黄氏女科》是"黄氏妇科"的家传著述，是黄氏妇科学术与临证经验的总结，是新安医学具有代表性的专科著作。此外，安徽地区数位新安医学研究专家在看过《黄氏女科》后均表示此前未见过此书，故可认为现存《黄氏女科》为新安医学流派孤本文献。

综上可知，《黄氏女科》是新安黄氏的家传医书，是由孝友、元一、东坞所传，彦荣整理而最终成书，现存抄本成于明弘治十七年（1504）。《黄氏女科》最初在黄氏中流传，后遗落民间辗转被河南许昌鄢陵县民间中医轩辕文德所获。《黄氏女科》在民间流传600多年完整保存至今，是极其珍贵、难得一见的中医孤本文献。

二、新安"黄氏妇科"

"新安"是徽州的旧称，所辖6县（歙县、休宁、绩溪、祁门、黟县、婺源）。在新安地域产生和发展起来的系统的具有特色的医学理论、医学著作、医学家和医学经验被世人称为"新安医学"或"新安医学派"。全国著名医史专家余瀛鳌先生评价说，新安医学"在以地区命名的中医学派中，堪称首富"。

新安医学的教育、传承方式主要是家族传承、师承相授，且以家族传承为主。父子相袭、兄弟相授、祖孙相承、世代业医的"家族链"现象十分明显。其中历史最悠久的便是"歙县黄氏妇科"，至今已25代，其鼻祖为南宋名医黄孝通，宋孝宗时曾受"医博"之御赐。800多年来，"黄氏妇科"承袭黄氏家族医学25代，其后人多以医为业，历代高人层出，闻名遐迩。14代孙黄鼎弦于明崇祯时入京治愈贵妃田姝血崩症，上赐以"医震宏都"之匾额。17代孙黄予石著有《妇科衣钵》《妇科秘要》《临床验案》，从而为后人留下了大量的学术文献和医学著作，使得新安"黄氏妇科"之"医博"美誉更上一层，被后人誉为"医博世家"。23代孙黄从周是"黄氏妇科"现代传承的一位大家，医理医技精湛，中华人民共和国成立后被首批聘任于县人民医院中医科工作，毕生为研习妇科呕心沥血，诊治妇科病疑难杂症独具匠心，行医50余载，被患者赞誉为"送子观音"，其医学论文多次在《中医杂志》《浙江中医杂志》发表，临床学术经验被后学所采撷，并被中医高等院校编入《中医妇科学》教材。2009年"黄氏妇科"被安徽省人民政府批准为"省级非物质文化遗产名录"，已有着840余年历史的新安"黄氏妇科"其第25代传人黄孝周与弟兆强双双为当地名老中医，仍孜孜不倦地传承着妇科祖业，每日接诊四方各地慕名前往的络绎不绝的患者。

三、著作内容与影响

《黄氏女科》虽部分引用《妇人良方大全》与《万病回春》等医著，但仍以表述作者临证经验为主。全书共分为4个部分进行叙述。一为女科总论，总述妇人与男子病之不同，将妇科病加以分类，并概述妇人之病与五脏的关系；二论治症总要，论妇人与男子之病在症、治两大方面的不同，从经带胎产方面加以举例；三述胎前门胎元论，述胎儿在腹中一至十月的胎形及生理，并附12首种子安胎方；四为分篇具论，其中第四至第四十四篇对妊娠呕逆不食、胎动不安及胎漏、惊胎及僵扑、胎气坠下、胎上逼心胀满、心痛、心腹痛、胀满两胁烦闷、胎不长、欲断产、咳嗽、吐血衄血、子烦、中风、风痉、伤寒、时气、胎死腹中、疟疾、霍乱、泄泻、下利及黄水、大小便不通、小便不通、子淋、遗尿、尿血、胎水肿满、腹内钟鸣、孕痈方、妊娠不语、伤食、脏躁悲伤、临月滑胎、临产论、临月达生、难产论、十产论、盘肠产、催生论、安产室等41种妊娠疾病的诊断、治法、调理及预后进行论述。书后附妊娠分别男女脉法及十月保胎法。

全书一病一方或一病多方，一证一方或一证多方，共载方363首，有13首重复，实际载方350首。其中165首只有方名，198首注有药物组成、煎服方法，185首注明剂量，使用酒的方剂多达50首。书中对妇科疾病的描述简明扼要，大部分方剂后均有煎服方法及服药期间饮食注意等，甚至对煎药的器皿等都有所要求。《黄氏女科》不信邪说，不泥前贤旧说，强调因时制宜，如治症总要篇对隆冬之月和盛夏之时产后外感分开论治，又如十月保胎法中，根据妇人及胎儿在不同阶段身体特征的不同，每月的保胎方法亦不同。书中还载难产手法矫正胎位。所载部分方剂在今天仍在广泛使用。可见《黄氏女科》具有较高的临床文献价值。"黄氏妇科"积淀800余年的验方肯定有着不同凡响的临床价值，值得后学去借鉴探索。

《黄氏女科》研究底本为明代手抄本，保存较完整，字迹清晰，是不可多得的新安医学妇科专著。书前有完整的"黄氏女科秘述序"及"又序"，据序中所言，推测此手抄本录于明弘治年（1504），抄录者为新安"黄氏妇科"传承人黄彦荣。此书未见任何有关的版本流传及目录学记载，是黄氏家传孤本医籍。而黄氏家族家中所藏传世妇科书籍最早仅是中华民国时期抄录。

新安妇科见诸文献最早为许叔微《本事方》所载：徽州巫医张横传"通经圆（丸）"，治妇人血气凝滞腹痛。其次为宋时黄孝通被御赐为"医博"。有学者认为清康熙年间黄予石《妇科衣钵》是现今发现新安医籍中最早的妇科专著，其中分析难产原因及难产手法矫正胎位的记载都是非常有价值的，可惜该书未刊行，流传不广。而《黄氏女科》早于《妇科衣钵》。

受家族传承方式影响，还有诸多珍本、孤本、未刊医著、名医手稿、处方真迹深藏于民间，有待我们进一步深入发掘。

四、《黄氏女科》校注经过与目的

整理校注该书以明弘治十七年（1504）黄彦荣手抄本残卷为底本。因该手抄本《黄氏女科》为孤本，故此次整理没有相应校本。然此本毕竟是手抄本，抄录者在抄录的同时加入了当时盛行的妇科理论，引用《妇人良方大全》《万病回春》内容较多，故研究此书时依据《妇人良方大全》和《万病回春》进行校勘。

本书的出版，可以对未流传于世的医籍或尚未受重视的效验方药起到保护与宣传作用，而且能扩大新安黄氏妇科在中医学中的影响，对妇科临证具有重要指导意义。

附 录

表1 《黄氏女科》月经病病名、分型、处方统计

病名	分型	处方
暴崩		
	血崩作痛	失笑散、凉血地黄汤
	血热而崩	黄芩汤、奇效汤
	怒气而崩	醋附丸
	劳心而崩	独参汤
	肾阴虚	凉血地黄汤
天癸过期		吴茱萸汤
月经闭塞		凌霄花散
	劳成经闭	沉香鳖甲散
	中焦虚痞	三脘散
	小腹刺痛	紫金丸
	经闭不痛	通经散、红花当归汤
	气盛血实	桃仁承气汤
	禀气怯弱，冲任脉虚	养血痛经丸
	数经堕胎	芎劳汤
	冲任劳伤	内补当归丸
经多		
	经多而常	三黄汤
	经多而觉	加味麦冬

病名	分型	处方
经少		
	色正	八物汤
	色桃红	白术茯苓汤
	色紫	二荆栀子汤
经痛		
	临而作痛	芎归芍药汤
	行后作痛	芎归地黄汤
月经不及期		
	血热	人参地黄汤
	血枯	加味四物汤
	血逆	乌附砂仁汤
月经成片块		
	热极	生苓汤
	气逆	乌附汤
	逆风寒	桂花汤
经水淋沥不断		瑞莲散
	阴阳不和	先服调经桃仁汤，次服胶艾四物汤
	忧思过度，劳伤心经	胶艾四物汤及茯苓补心汤

表2 《黄氏女科》带下病病名、分型、处方统计

病名	分型	处方
白带异常		
	带白	芍药地黄汤
	脓腐作臭	平胃骨皮汤
	泥色	二术茯苓汤
	黄水	连翘白术汤
	赤白带下	暖宫丸及温经丸
白浊白淫		固精丸、妙应丸、暖宫丸、白除丸

表3 《黄氏女科》妊娠病病名、分型、处方统计

病名	分型	处方
久不成胎		紫石英丸及琥珀丸
妊娠呕吐		半夏茯苓汤
下血漏胎		安胎饮、胶艾汤、安胎饮加炒黑蒲黄
子烦		知母饮
	烦甚	麦冬汤
子满		安胎顺气紫苏饮
子痫子冒		羚羊角散及葛根汤
	痫症之初	乌药顺气散为先以加减，续命汤为后
妊娠吐衄		

病名	分型	处方
	恚怒	分心气饮加白茅花及犀角地黄汤
	心腹胀满	仓公下气汤加槟榔少许及紫苏饮
妊娠尿血		加减五苓散
妊娠大便不通		枳壳防风散
妊娠小便不通		导气丸、除湿汤
妊娠肿满		鲤鱼汤
妊娠淋证		
	小便难通	安荣散及八正散
	胎漏逼脬而小便不通	八味丸
妊娠泄泻		
	胎冷腹胀，痛引两胁	安胎和气饮
	下痢赤白及赤白相兼	六神汤
	痢久腹痛甚	养脏汤
妊娠感冒		芎苏散加姜葱
妊娠腹内钟鸣		用鼠穴土，或擒之于手，或含之于口
孕妇不语		服四物汤、保生丸，产后下血自如故矣
鬼胎		雄黄丸

表4 《黄氏女科》产科病病名、分型、处方统计

病名	分型	处方
临产艰难		催生汤、益母丸
胞衣不下		牛膝汤、花蕊石散、夺命丹
产后血晕		须闻醋气漆烟
	晕闷欲绝，不识人事	韭菜醋沃熏于鼻中
	血少而晕	清魂散
	血多而晕	芎归汤、芎劳汤、花蕊石散童便酒调服
产后败血不止		生地散
产后败血过多		黑龙丹
产后恶露未尽		黑神散
产后恶露不行		生地四物汤倍加柴胡及人参当归散
产后洞泄		调中汤
	强食过多，停留不化	治中汤加砂仁
	因产劳伤，外感风寒	六神汤、养脏汤、胃风汤
产后变身疼痛		
	风寒所浸	乌药顺气散
	身热头痛，腰背不能转侧	趁痛散、五积散斟酌用之
产后颠狂		大圣散、泽兰膏加沉砂

病名	分型	处方
产妇风毒	虚极生风	济危上丹
产后多汗		加减续命汤
产后无汗		
	感受风寒	五积散加葱白、桃仁、红木
	烦躁发热发渴	先进乌金散童便酒下，次用七宝散及生地四物汤、加味小柴胡汤
产后发热		
	热入血室	生地四物汤加柴胡
	便硬兼呕不能饮食	小柴胡汤加生地黄
产后外感风寒		
	产于隆冬之月	五积散加减
	产于盛夏之时	五苓散
产后伤寒		五积散加葱白
产后咳嗽		局方旋覆花汤
产后虚汗不止		牡蛎散
产后腹胀呕吐		抵圣汤
产后烦渴		乌梅四物汤及五苓散
产后血风		
	身如针刺、发落随梳	乌药顺气散加防风、人参及荆芥散
	血气二风俱作	消风散

病名	分型	处方
产后惊风		七宝散、龙虎丹朱砂酒下，次茯苓补心汤
产后语言不正		小调经散加龙脑
产后目闭不语		花蕊石散、八珍散
产后中风		
	角弓反张	小续命汤
	昏沉不醒，牙关紧急	反魂丹
	筋脉挛急	独活寄生汤及羌活、独活
产后心痛		五积散加乌药、玄胡索及失笑散
产后心腹刺痛		黑神散
	甚者	失笑散
产后小便不通		葱白艾灸之于脐
产后大便不通		苏子麻仁粥
	大便闭涩	四物汤加青皮
产后霍乱		参苓白术散
产后淋证		白茅根汤
产后虚浮		调经散
产后蓐劳		人参鳖甲散
产后腰痛脚气		独活寄生汤
产后乳汁不行		猪蹄通草汤

病名	分型	处方
产后吹乳		橘香散、皂角散、芙蓉膏
产后遗尿失禁		白薇散加益智仁
产后遗屎不知		固肠丸
断产		水银、故蚕纸炼同酒服

表5 《黄氏女科》妇科杂病病名、分型、处方统计

病名	分型	处方
头晕		
	血虚	四物汤及四君子汤，弱者当归建中汤
	虚劳、痰嗽、潮热	逍遥散及鸡苏散，甚者鳖甲散、六一散
头痛		
	血虚	芎乌散、茶调散及灸百会、曲鬓二穴
	血寒	温经汤
四肢浮肿		茱萸汤、调经散
杀血心痛		乌贼鱼骨散
血气痛		玄胡索汤及玄胡异功散、神仙聚宝丹
腹中肿块		万病丸、琥珀丸
血癥血瘕		千金桃仁煎

表6 《黄氏女科》药物特殊服用方法统计

| 病名 | 方剂 | 酒 | | 便服 | 醋 | |
		酒服	酒制		醋服	醋制
种子	艾附乌鸡丸	√	杜仲酒炒 苁蓉酒洗 故纸酒炒 当归酒炒			用醋煮
	仙传种子方		白芍酒浸炒 当归酒洗			香附醋炒
	补荣丹	√			√	
恶阻呕逆不食	生地黄丸	√				
胎动不安及胎漏下血	胶艾汤		当归酒洗			
	安胎散	√				
	固胎杜仲丸		续断酒浸			
惊胎及僵仆	佛手散		酒煎			
胎上逼心胀满疼痛	紫苏饮	√				
	手拈散	√				
	白术汤	√				
妊娠心腹痛	安胎饮		熟地酒蒸			

病名	方剂	酒		便服	醋	
		酒服	酒制		醋服	醋制
妊娠胎不长	雄黄丸	√				
断产	断产方	√				
妊娠吐血衄血	清衄汤			√		
	发灰散	√				
热病胎死腹中	黑神散		酒煎	√		
	催生散		当归川芎汤入酒煎	√		
妊娠疟疾	柴胡槟榔汤		酒煎			
	截疟经验仙方		酒煎			
妊娠霍乱	香薷饮		酒煎			
下痢赤白及黄水	神效参香散		老酒浸			罂粟壳醋炙
妊娠小便不通	杏仁丸	√				
妊娠遗尿	白薇散	√				
	龙骨散	√				
	萆薢丸		酒糊丸			

| 病名 | 方剂 | 酒 | | 便服 | 醋 | |
		酒服	酒制		醋服	醋制
孕痈	千金内托散		散剂用无灰酒调下，不饮酒；汤剂用酒煎			
妊娠不语	千金保胎丸		川断酒洗	√		香附酒醋浸
妊娠伤食	行气香苏散					香附醋炒
十月保胎	鸡术散	√				香附、艾、当归醋浸醋糊丸
	艾附汤		酒煎			
	艾叶汤		酒煎			
	旋覆花汤		酒煎			
	麦冬汤		酒煎			
	保和汤		肉苁蓉酒浸焙			
	葱白汤		酒煎			
催生方	催生立应散		酒煎			
	三合催生汤	√		√		
产后癫狂	苏合丸	√		√		

病名	方剂	酒		便服	醋	
		酒服	酒制		醋服	醋制
产后虚极生风	济危上丹	√(当归酒)				
产后阳极生热	乌金散	√		√		
产后惊风	七宝散、龙虎丹	√(朱砂酒)				
产后血晕	芎蒡汤、花蕊石散	√		√		
产后中风	独活寄生汤		羌活、独活浸酒			
产后血风	消风散				√	
产后牙关紧闭	干姜炒黑			√		
产后下泻出汗	益母丸加苏子大麻子	√				
产后交骨不闭	益母丸	√		√		
产后不省人事	当归、荆芥	√		√		
月中面目浮肿	当归、陈皮、香附	√		√		

病名	方剂	酒		便服	醋	
		酒服	酒制		醋服	醋制
月中咳嗽不止	麦冬、山药、茱萸、熟地		酒煎			
干血劳	当归	√				

总书目

I

本　草

淑景堂改订注释寒热温平药性赋

IV